Andrea Bertram

CORONA -

Masken und das Nervengift CO$_2$ (2.0)

Andrea Bertram

CORONA –

Masken

und das

Nervengift CO_2

(2.0)

Was beides verbindet und der

Faktencheck verschweigt

Die Rückatmung des Narkotikums Kohlendioxid
in Studien und Faktenchecks
im Kontext der
COVID-19-Pandemie

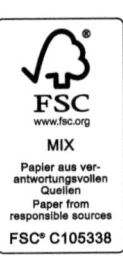

Bibliografische Information der Deutschen Nationalbibliothek:

Die Deutsche Nationalbibliothek verzeichnet diese Publikation in der Deutschen Nationalbibliografie; detaillierte bibliografische Daten sind im Internet über http://dnb.dnb.de abrufbar.

Herstellung und Verlag: BoD – Books on Demand, Norderstedt

ISBN: 978-3-7543-5730-9

Inhaltsverzeichnis

„Einen Menschen vom Irrtum zu befreien, heißt geben, nicht wegnehmen. Wissen, daß etwas falsch ist, ist eine Wahrheit. Irrtum schadet immer. Früher oder später wird er demjenigen, der ihn hegt, Nachteile bringen."

(Arthur Schopenhauer)

Kapitel 1
Einleitung

Masken können kleine und große Partikel je nach Beschaffenheit unterschiedlich gut filtern, das ist durch Studien belegt. Ebenso kann die Ausatemluft durch luftdurchlässige und nicht dicht abschließende Masken entweichen. Dennoch sind damit weder Sinnhaftigkeit noch gesundheitliche Unbedenklichkeit von Masken im aktuellen Corona-Pandemiegeschehen abschließend geklärt. Auch die beste Maske kann nur effektiv filtern, wenn es zu filternde Partikel gibt. So konnten in einer in den Jahren 2013 bis 2016 durchgeführten Studie von Patienten mit hoher Virenlast innerhalb von 30 Minuten überwiegend gar keine bzw. nur wenig Viren aus der Atemluft gesammelt werden.[1] Und die ausgeatmete Luft entweicht nur unter Druck durch das Maskenmaterial, ohne Druck – wie am Ende der Ausatmung – verbleibt sie im Totraum der Maske.

Entgegen der weit verbreiteten Meinung, problematisch an Masken sei der Sauerstoffmangel, sind

---

[1] Eine sehr gute Zusammenstellung und Analyse der verfügbaren Studien zur Effektivität von Masken bietet die Stellungnahme von Prof. Dr. med. Ines Kappstein, Fachärztin für Mikrobiologie, Virologie, Infektionsepidemiologie, Hygiene und Umweltmedizin, die im in Kap. 10 vorgestellten Urteil des Weimarer Familiengerichts (vgl. Anhang) vollständig wiedergegeben ist.

erhöhte Kohlendioxidwerte in der Atemluft bzw. im Blut die eigentliche Gefahr. Das Wissen um eine mögliche Rückatmung von Kohlendioxid (CO2) unter einer Mund-Nasen-Bedeckung ist nicht neu und wird auch von Befürwortern einer Masken-pflicht im öffentlichen Raum nicht generell in Frage gestellt. In diesem Buch habe ich zusammen-getragen, was über Kohlendioxid als Nervengift und seine Anreicherung unter Mund-Nasen-Bedeckun-gen bekannt ist, vieles davon aus der Zeit vor Corona. Und wie der Faktencheck uns glauben machen will, Masken seien harmlos.

Kohlendioxid ist wie Alkohol ein echtes Narkotikum, ein Nervengift, das in hoher Konzentration in kurzer Zeit zu Bewusstlosigkeit und Tod führt. Nicht umsonst wird CO_2 zum Keulen von Tieren und zur Euthanasie von Labormäusen eingesetzt. Doch auch Schadstoffe unterhalb von Grenzwerten können auf Dauer schädigen. Über die von niederschwellig wir-kendem Kohlendioxid verursachten Schäden ist nichts bekannt. Ähnlich wie bei Alkohol bzw. anderen Narkosemitteln könnte aber auch CO_2 bereits in geringer Dosierung das Immunsystem schwächen, Entzündungen und Demenz begüns-tigen oder ähnlich dem Fetalen Alkoholsyndrom die geistige Entwicklung eines ungeborenen Kindes schädigen.

Als natürlicher Bestandteil der Luft wird Kohlen-dioxid zusammen mit Sauerstoff eingeatmet, doch ist sein Anteil in der Ausatemluft mit etwa 4 Vol.-% 100mal höher als in der Frischluft mit 0,04 Vol.-%.

Als gesundheitlich unbedenklich gilt eine Kohlendioxidkonzentration in der Umgebungsluft bis 0,2 Vol.-%, der Grenzwert am Arbeitsplatz beträgt 0,4 Vol.-%. Wenn sich unter einer Maske Kohlendioxid ansammelt und zurückgeatmet wird, führt dies schon nach kurzer Tragezeit zu einer erhöhten Kohlendioxidkonzentration im Blut. Dies ist seit langem bekannt und wurde in mehreren Studien, so z. B. 2005 in der Dissertation von Ulrike Butz, nachgewiesen. Die Ansammlung und Rückatmung von Kohlendioxid erfolgt sowohl bei FFP2-Masken als auch bei OP- und Alltagsmasken und wird entgegen den Erklärungen der Faktenchecker nicht von der Luftdurchlässigkeit des Materials oder vom Grad der Dichtheit der Maske beeinflusst, sondern hauptsächlich von der Größe ihres Totraums.

Die vorliegende Arbeit möchte ein Bewusstsein schaffen für die Gefahren erhöhter CO_2-Konzentrationen im Blut, die durch die Rückatmung von Kohlendioxid unter Mund-Nasen-Bedeckungen ausgelöst werden können.

*„**Gifte, Toxika**, in der Natur vorkommende oder künstlich hergestellte organische und anorganische Stoffe, die nach Eindringen in den menschlichen oder tierischen Organismus zu einer spezifischen Erkrankung (Vergiftung) mit vorübergehender Funktionsstörung, bleibendem Gesundheitsschaden oder Todesfolge führen [...]"*

*„**Nervengifte, Neurotoxine**, natürliche oder synthetisch hergestellte chemische bzw. pharmakologische Substanzen, die in bestimmter Dosierung eine in erster Linie am Nervensystem ansetzende giftige Wirkung entfalten. Zu ihnen gehören z. B. betäubende Mittel (Narkotika), Krampfgifte (Alkaloide, Pilzgifte, Strychnin) und Bakteriengift (Tetanustoxin) [...]"*

(Brockhaus Enzyklopädie[1])

Kapitel 2
Die toxische Wirkung von Kohlendioxid

Kohlendioxid (CO_2) wird als natürlicher Bestandteil der Atemluft und des menschlichen Stoffwechsels im Alltag gemeinhin nicht als gefährlich wahrgenommen. Doch ungefährlich ist Kohlendioxid nur in niedrigen Konzentrationen. Der Brockhaus Enzyklopädie[1] ist zu entnehmen, dass die Atmosphäre der Erde überwiegend aus Stickstoff (78,09 %), Sauerstoff (20,95 %) und Argon (0,99 %) und nur in geringem Anteil aus Kohlendioxid (0,03% bzw. 0,04% nach neueren Quellen) besteht, jeweils im Volumenanteil.

Ebenfalls bei Brockhaus findet man unter dem Stichwort „Kohlendioxid" folgenden Eintrag:

*„**Kohlendioxid, Kohlenstoffdioxid**, CO_2, [...] ein farbloses, nicht brennbares, in kleinen Konzentrationen ungefährliches Gas von etwas säuerlichem Geschmack, das Atmung und Verbrennung nicht unterhält: K. wirkt in geringen Konzentrationen stimulierend auf das Atemzentrum, 4 – 5 % in der Atemluft wirken betäubend, 8 % K. führen nach wenigen Minuten zum Tod durch Ersticken. [...]"*

In höheren Konzentrationen ist Kohlendioxid also alles andere als harmlos, sondern ein Narkotikum und giftig, wie z.B. bei „doccheck.com"[2] nachzulesen ist:

„Kohlendioxidintoxikation

Eine Kohlendioxidintoxikation ist eine Vergiftung, die durch das Einatmen von Kohlendioxid in einer unphysiologisch großen Menge entsteht. [...] Kohlendioxid ist schwerer als Sauerstoff. In Räumen, in denen – z.B. durch organische Abbauprozesse – viel CO_2 entsteht, sammelt es sich am Boden an und verdrängt den Sauerstoff. Typische Orte mit einem erhöhten Kohlendioxidgehalt in der Luft sind Weinkeller, Höhlen, Brunnenschächte oder landwirtschaftliche Silos. [...] Die Hauptgefahr einer Kohlendioxidvergiftung ist die CO_2-Narkose infolge der zu hohen CO_2-Konzentration im Blut. Bei Konzentrationen > 5 % in der Umgebungsluft kann Bewusstlosigkeit ohne vorherige Luftnot eintreten. [...] Bei einer Kohlendioxidintoxikation können u.a. folgende unspezifische Symptome auftreten: Kopfschmerzen, Zyanose, Atemnot, Herzklopfen, Krämpfe, Bewusstlosigkeit (CO2-Narkose), Atemstillstand. [...]
Die Therapie besteht in einer schnellstmöglichen Rettung und Bergung der betroffenen Person aus dem Gefahrenbereich, um ihr Frischluft zuführen zu können. [...]"

An erhöhte CO_2-Werte im Blut kann sich der Körper auch gewöhnen. So findet man bei „fachpflegewissen.de"[3] folgende Warnung:

„Vorsicht! Atemlähmung durch Sauerstoffgabe. Besondere Vorsicht ist bei Patienten mit chronisch-obstruktiven Lungenerkrankungen geboten. Ihr Körper hat sich an den ständig erhöhten CO_2-Gehalt im

Blut „gewöhnt". Den einzigen Atemantrieb stellt der Sauerstoffmangel im Blut dar. Wird dieser nun durch die Sauerstofftherapie behoben, entfällt der letzte Atemanreiz. Dies kann zu einem extremen CO_2-Anstieg und zur Atemlähmung („CO_2-Narkose") führen, die eine Intubation erfordert und, wenn sie nicht bemerkt wird, tödlich ist. [...]"

Unter dem Stichwort „Atemregulation" führt der Brockhaus[1] aus:

„**Atemregulation**, die Anpassung der Tätigkeit der Atmungsorgane (Ventilation) eines Organismus an Veränderungen im Atemmedium oder im Körper. Auf die A. wirken v.a.: Änderungen im Sauerstoff- (pO_2) und Kohlendioxidpartialdruck (pCO_2) in Körper oder Atemmedium, Verschiebungen des ph-Wertes der Körperflüssigkeiten [...] Bei Wirbeltieren wird die A. durch das Atemzentrum gesteuert, das im verlängertem Mark (Medulla oblongata, Nachhirn) liegt [...] Ein Absinken des pO_2 wird von Rezeptoren an der Halsschlagader und den Lungenaorten kontrolliert, während Änderungen des pCO_2 direkt im verlängerten Mark registriert werden. [...] Schädigungen des Atemzentrums führen zu irregulären Atmungsformen (z.B. bei Hirnverletzungen oder Azidose infolge von Diabetes) oder zu einer zentralen Atemlähmung (z.B. durch Vergiftungen mit Narkose- und Schlafmitteln) und damit zum Tod."

Bis zur Mitte des 20. Jahrhunderts wurde Kohlenstoffdioxid routinemäßig, vor allem in den USA, beim Menschen zur Narkose verwendet. Die narkotisierende bzw. toxische Wirkung von Kohlendioxid wird auch bei Wikipedia[4] beschrieben:

„Kohlenstoffdioxid wurde bis in die 1950er Jahre, vor allem in den Vereinigten Staaten, routinemäßig als Anästhetikum bei Menschen eingesetzt[...] und als sehr zufriedenstellend bewertet.
Ein zu hoher Anteil an Kohlendioxid in der Atemluft hat Schadwirkungen auf Tier und Mensch. Diese beruhen nicht nur auf der Verdrängung des Sauerstoffes in der Luft. [...] Im Blut gelöstes Kohlenstoffdioxid aktiviert in physiologischer und leicht gesteigerter Konzentration das Atemzentrum des Gehirns. In deutlich höherer Konzentration führt es zur Verminderung oder Aufhebung des reflektorischen Atemanreizes, zunächst zur Atemdepression und schließlich zum Atemstillstand. [...] Ab etwa 5 % Kohlenstoffdioxid in der eingeatmeten Luft treten Kopfschmerzen und Schwindel auf, bei höheren Konzentrationen beschleunigter Herzschlag (Tachykardie), Blutdruckanstieg, Atemnot und Bewusstlosigkeit, die sogenannte Kohlenstoffdioxid-Narkose. Kohlenstoffdioxid-Konzentrationen von 8 % führen innerhalb von 30 bis 60 Minuten zum Tod. [...] Eine Anreicherung von Kohlenstoffdioxid im Blut wird als Hyperkapnie bezeichnet."

In einer 2006 veröffentlichten Dissertation mit dem Titel „Untersuchung der CO_2-Euthanasie bei Labormäusen auf Tierschutzgerechtigkeit" führt die Verfasserin Silke Corbach[5] von der Tierärztlichen Hochschule Hannover aus:

„Bei einem Gehalt von über 2% [CO2] in der Atemluft kommt es zur Atemstimulation und ab einem Gehalt von 8% ist eine betäubende Wirkung festzustellen. [...] Die Meinung, der narkotische Effekt von CO_2 beruhe lediglich auf einer Hyp- oder Anoxie, war noch bis in die achtziger Jahre recht verbreitet. [...] Nach neueren Erkenntnissen handelt es sich jedoch um eine echte narkotische Wirkung."

Auch im Arbeitsschutz[6] spielt Kohlendioxid eine relevante Rolle:

„Beschäftigte sind gefährdet, wenn in umschlossenen Räumen abwassertechnischer Anlagen Stoffe in gefahrdrohender Menge oder Konzentration [...] durch biologische Vorgänge entstehen, z. B. durch Gärung und Fäulnis [...] Beispiele: [...] sehr giftige, giftige oder gesundheitsgefährdende Stoffe, z. B. Schwefelwasserstoff und Kohlendioxid.
Schutzziel:
Das Arbeiten in umschlossenen Räumen von abwassertechnischen Anlagen ist so zu organisieren und durchzuführen, dass Beschäftigte dabei nicht durch die Umgebungsatmosphäre gefährdet werden.

Konzentration von CO_2 in der Luft	Symptome / Wirkung
0,03 Vol.-%	Anteil in unbelasteter Frischluft
0,07 Vol.-%	Stadtluft
0,1 – 0,3 Vol.-%	Hohe Werte in Büroräumen
0,5 Vol.-% / 5000 ppm	Arbeitsplatzgrenzwert (AGW)
ca. 1 – 4 Vo.-%	Reizung der Schleimhäute; Atembeschleunigung; Blutdruckanstieg; Erregung; Herzklopfen; Kopfschmerzen
ca. 5 – 9 Vol.-%	Kopfschmerzen, Ohrensausen (Tinnitus), Herzklopfen, Blutdruckanstieg, psychische Erregung, Schwindel, Benommenheit
> 9 Vol.-%	Bewusstlosigkeit nach 5 – 10 Minuten Einatemdauer
über 10 Vol.-%	Lähmung des Atemzentrums, Narkose, Tod

Zusammenfassend lässt sich festhalten, dass Kohlendioxid als ein echtes Narkotikum ein Nervengift ist. Die toxische Wirkung höherer Konzentrationen von CO_2 wird entgegen weit verbreiteter Ansicht nicht durch die Verdrängung von Sauerstoff erzielt, eine Erhöhung der Kohlendioxidkonzentration im Blut ist daher nicht gleichzusetzen mit einer Verminderung der Sauerstoffkonzentration (schließt diese aber auch nicht aus)! In deutlich erhöhter Konzentration führt Kohlendioxid zu einer Verminderung oder sogar Aufhebung des Atemreflexes, infolgedessen zunächst zu einer Atemdepression und schließlich zum Atemstillstand und Tod. Im Arbeitsschutz wird Kohlendioxid unter den gesundheitsschädlichen bis sehr giftigen Stoffen aufgeführt, vor dessen Einatmung in gefahrdrohender Konzentration Beschäftigte zu schützen sind. Ab einer Konzentration von 5% in der eingeatmeten Luft treten deutliche Beschwerden auf: Kopfschmerzen, Schwindel, danach beschleunigter Herzschlag, Blutdruckanstieg, Atemnot und schließlich Bewusstlosigkeit. Eine CO_2-Konzentration von 8% in der Atemluft führt innerhalb von 30 bis 60 Minuten zum Tod.

Kapitel 3
Der Totraum

Die Atmung des Menschen dient dem Gasaustausch und wird auf der Webseite „leichter-atmen.de"[7] wie folgt beschrieben:

„Beim Einatmen wird der lebenswichtige Sauerstoff über die oberen und unteren Atemwege in den Blutkreislauf geleitet und verteilt sich so im ganzen Körper. [...]

Wenn wir einatmen (Inspiration), strömt Luft über den Mund- und Nasenraum, den Kehlkopf und die Luftröhre in unsere Lunge. Die Lunge – ein kompaktes Gewebe in der Brusthöhle, das sich in zwei Lungenflügel und je fünf Lungenlappen aufteilt – ist ein weit verzweigtes System aus größeren und kleineren Atemwegen, den Bronchien, Bronchiolen und Blutgefäßen.

An den kleinsten Verästelungen des Bronchialsystems sitzen die Lungenbläschen (Alveolen). Diese feingliedrigen Gebilde, von denen jeder Mensch etwa 300 Millionen besitzt, werden von den Blutgefäßen umspült. Hier findet der Gasaustausch – also die Aufnahme von Sauerstoff in den Blutkreislauf und die Abgabe von Kohlenstoffdioxid – statt. Letzteres wird über die Ausatmung (Exspiration) abtransportiert."

Während des Einatmens erzeugt die Atemmuskulatur in den Atemwegen einen Unterdruck, so dass Luft in die Lunge einströmt. Die mit einem

Atemzug eingeatmete Luftmenge wird mit Atemzugvolumen bezeichnet. Das Atemzugvolumen eines Erwachsenen beträgt in Ruhe 500 ml. Die folgende Tabelle enthält Angaben zu den Atemzugvolumina von Kindern in verschiedenen Altersstufen, die einer Tafel für den Rettungsdienst[8] entnommen sind:

Alter	Gewicht	Atemzug-volumen
Neugeborenes	bis 3 kg	20 ml
Säugling	bis 6 kg	40 ml
Kleinkind	bis 9 kg	60 ml
Kindergartenkind	bis 15 kg	90 ml
Grundschul-Kind	bis 20 kg	150 ml
Schul-Kind	bis 28 kg	200 ml
Jugendlicher	bis 35 kg	250 ml

Allerdings wird bei der normalen Atmung nicht die gesamte Lunge mit Einatemluft gefüllt:

„Bei einer normalen Inspiration wird nur ein Teil des möglichen Füllungsvolumens der Lunge ausgeschöpft. Durch weitere Anstrengung kann mehr Luft in die Lunge geführt werden. Diesen Anteil bezeichnet man als inspiratorisches Reservevolumen."[9]

Ebenso wird bei der normalen Ausatmung auch nur ein Teil der Luft in der Lunge ausgeatmet:

„Bei einer normalen Exspiration wird nur ein Teil des Gases, das ausgeatmet werden könnte, aus der Lunge entleert. Das in der Lunge verbleibende Gasvolumen bezeichnet man als endexspiratorisches Lungenvolumen oder funktionelle Residualkapazität. Sie setzt sich aus einem durch weitere Anstrengung noch ausatembaren Teil, dem exspiratorischen Reservevolumen, und einem nicht abatembaren Teil, dem Residualvolumen, zusammen.“[10]

Beim Einatmen gelangt ein Teil der eingeatmeten Frischluft nicht mehr in die Lunge, sondern verbleibt in den oberen Atemwegen. Dieser Bereich ist nicht am Gasaustausch der Lunge beteiligt und wird als Totraum bezeichnet. Die im Totraum der oberen Atemwege befindliche Luft wird zuerst ausgeatmet, so dass am Ende der Ausatmung in der ausgeatmeten Luft kein Gas aus dem Totraum mehr enthalten ist. Der endexspiratorische oder endtidale CO_2-Anteil, also der CO_2-Anteil in der Ausatemluft am Ende des Ausatemvorgangs, liegt bei 4,3 bis 5,7 Vol.-% gegenüber einem Anteil von 0,04 Vol.-% in Frischluft bzw. 0,1 bis 0,3 Vol.-% in geschlossenen Räumen und beträgt damit mehr als das 100fache von Frischluft. Zur Erinnerung: Bei Konzentrationen von mehr als 5% in der eingeatmeten Luft kommt es zu körperlichen Beschwerden und es kann

Bewusstlosigkeit ohne vorherige Luftnot eintreten (vgl. S. 14, S. 20).

Für das Ausmaß einer möglichen Rückatmung ist weniger die Permeabilität der Maske bedeutsam (dies hat vor allem Bedeutung für den Atemwiderstand und die zu leistende Atemarbeit) als in weit höherem Maße die Größe des Totraums der Maske. Durch eine Mund-Nasen-Bedeckung wird der natürliche Totraum der oberen Atemwege um den Totraum der Maske vergrößert. Unter dem Totraum der Maske versteht man den Bereich hinter der Maske, also zwischen Maske und Gesicht. Dieser Bereich ist ebenfalls nicht am Luftaustausch beteiligt, denn beim Ausatmen wird die Ausatemluft unter Druck durch die luftdurchlässige Maske nach außen gepresst. Zuerst wird die Luft aus dem natürlichen Totraum, also aus den oberen Atemwegen, ausgeatmet, dann folgt die in der Lunge ausgetauschte Luft mit der erhöhten Kohlendioxidkonzentration. Gegen Ende des Ausatemvorgangs nimmt der Druck ab und die zuletzt ausgeatmete Luft mit dem endexspiratorischen CO_2-Anteil von bis zu 5,7 Vol.-% (dem mehr als 100-fachen von Frischluft!) verbleibt, da kein Überdruck mehr besteht, in der Maske und füllt ihren Totraum aus.

Da die zuletzt ausgeatmete Luft mit dem höchsten Kohlendioxidanteil nur bei einem Druckgefälle in die eine oder andere Richtung aus dem Totraum der Maske entweichen kann und zu keiner Zeit ein Vakuum entsteht, ist es völlig unerheblich, ob eine

Maske luftdurchlässig ist bzw. dicht anliegt oder nicht. Auch wenn im Rahmen des Ausatmens eine gewisse Durchmischung der Luft und in der Zeit zwischen Ein- und Ausatmen auch ein gewisser Gasaustausch innerhalb und außerhalb der Maske aufgrund unterschiedlicher CO_2-Konzentrationen in der Ausatemluft und der Umgebungsluft erfolgt, so spielt dies gegenüber der Größe des Totraums eine deutlich untergeordnete Rolle. (Man bedenke einmal, wie lange es dauert, in einem Zimmer mit geöffnetem Kippfenster ohne Durchzug die Raumluft auszutauschen...) Die zuletzt ausgeatmete Luft aus dem Totraum der Maske mit der höchsten CO_2-Konzentration von bis zu 5,7% wird beim nächsten Atemzug zuerst wieder eingeatmet bevor durch den entstandenen Unterdruck Umgebungsluft (0,04% für Frischluft - 0,1 bis 0,3% für Innenräume) nachfolgen kann. Von dieser Umgebungsluft verbleibt zusätzlich ein Teil in den oberen Atemwegen ohne am Gasaustausch in der Luge beteiligt zu sein. Letztlich wird also die mit einem Atemzug der Lunge für den Gasaustausch im Körper (Abtransport des im Körper produzierten Kohlendioxids) zugeführte frischere Umgebungsluft um die (atemphysiologisch betrachtet) bereits „CO_2-gesättigte" Luft aus dem Totraum der Maske reduziert!

Der Kinderarzt Eugen Janzen[11] beschreibt auf seiner Internetseite drei Methoden, um das Totraumvolumen verschiedener Maskentypen zu ermitteln:

„Insgesamt habe ich bei über 20 verschiedenen Maskentypen das Totraumvolumen ermittelt. Dabei bin ich wie folgt vorgegangen:

Methode 1 Die Masken wurden innenseitig mit flüssigem Silikon abgedichtet, mit Wasser gefüllt angelegt und die verbleibende Wassermenge ermittelt, [...]

Methode 2 Auffüllen einer beim Kind aufgezogenen Maske mit Schaumstoffkugeln (Styroporkugeln gehen auch) von ca. 1 cm Durchmesser (diese werden wegen der Größe nicht eingeatmet), bis das Totraumvolumen der Maske realistisch ausgefüllt war, und dann in ein Messglas dieselbe Menge Schaumstoff hereingelegt und Ergebnis abgelesen.

Methode 3 Auftragen von Knetmasse auf das Gesicht einer Kinder-Reanimationspuppe, bis der Totraum einer Maske realistisch ausgefüllt war (allein paranasal ließen sich bereits ca. 20-30 ml Knete auftragen). Anschließend wurde das Volumen der verwendeten Knetmasse ermittelt."

Die von Janzen untersuchten Masken hatten allesamt ein Totraumvolumen von mindestens 30 ml, der Durchschnitt lag bei 50 bis 70 ml. Eine FFP2-Maske mit Ventil wies sogar ein Totraumvolumen von 120 ml auf. Damit wäre das Totraumvolumen der Masken im Durchschnitt in etwa genauso groß wie das Atemzugvolumen von Klein- (60 ml) und Kindergartenkindern (90 ml) mit einem Gewicht von 6 bis 15 kg (s. Abb. 1, S. 22), bei Grundschul-kindern macht es fast die Hälfte und bei Kindern bis

28 kg immerhin noch bis zu einem Drittel des Atemzugvolumens aus.

Da der Totraum einer Maske ein wichtiges Merkmal für ihr Design ist, beschäftigte sich eine 2015 veröffentlichte Studie[12] mit der Messung des Totraumvolumens von sechs verschiedenen N95-Masken in Verbindung mit fünf verschiedenen Kopfformen. Der Totraum wurde einmal mittels Computermodellierung und ein andermal mit Hilfe von Wasser ermittelt. Dabei ergab sich ein Totraumvolumen von 107,5 - 167,5 ml bei der Computermodellierung und 98,4 - 165,7 ml bei der Messung mit Wasser.

Kapitel 4
Meta-Studie von 2021
Unerwünschte Nebeneffekte des Maskentragens

In einer am 20. April 2021 im „International Journey of Environmental Research and Public Health" veröffentlichten Studie mehrerer deutscher Ärzte und Institute mit dem deutschen Titel „Ist eine Mund-Nase bedeckende Maske in der Alltagsanwendung frei von unerwünschten Nebenwirkungen und möglichen Gefahren?"[13] wurden 109 Studien und Publikationen zu relevanten ungünstigen Phänomen von Masken aus verschiedenen Fachgebieten ausgewertet:

„Insgesamt 65 wissenschaftliche Arbeiten zu Masken erlaubten eine rein inhaltliche Auswertung. Hierzu gehörten 14 Reviews und 2 Metaanalysen. Von den mathematisch auswertbaren, wegweisenden 44 Arbeiten mit signifikanten Darstellungen negativer Maskeneffekte ($p<0.05$ bzw. $n\gtrless 50$ %) stammen 22 aus dem Jahr 2020 (50 %), und 22 wissenschaftliche Publikationen aus der Zeit vor der COVID-19-Pandemie." (S. 7)

Die Autoren stellten u. a. ein kombiniertes Auftreten von N95-Atemschutzmasken mit Kohlendioxid-Anstieg in 9 der 11 betreffenden wissenschaftlichen Arbeiten (82%) und mit Kopfschmerzen in 6 der 10 betreffenden Studien (60%) fest. Bei der Auswertung der Literatur fanden sie zudem Belege für relevante unerwünschte medizinische und Organe und Organsysteme betreffende Phänomene im Zusammenhang mit Masken, und zwar auf den Gebieten Innere Medizin, Neurologie, Psychologie, Psychiatrie, Gynäkologie, Dermatologie, HNO-Heilkunde, Zahnmedizin, Sportmedizin, Soziologie, Arbeitsmedizin, Mikrobiologie, Epidemiologie und Pädiatrie sowie Umweltmedizin. Obwohl die Meta-Studie die Gesamtheit aller untersuchten Nebeneffekte beleuchtet, soll der Fokus dem Thema dieses Buches entsprechend im Folgenden auf der Problematik der Kohlendioxid-Rückatmung liegen.

Unter der Überschrift „Allgemeine physiologische und pathophysiologische Auswirkungen für den Träger" wird auf zwei bereits aus den Jahren 2005 und 2014 stammende Studien Bezug genommen. Zur ersten Studie, einer Dissertation mit dem Titel „Rückatmung von Kohlendioxid bei Verwendung von Operationsmasken als hygienischer Mundschutz an medizinischem Fachpersonal"[14], heißt es:

„Schon im Jahre 2005 konnte in einer experimentellen Dissertation (randomisierte Crossover-Studie) nachgewiesen werden, dass das Tragen von chirurgischen Masken beim gesunden medizinischen Personal (15 Probanden, 18-40 Jahre alt) nach 30 Minuten zu messbaren körperlichen Auswirkungen mit transkutan erhöhten PtcCO2-Werten führt[13]. Hier wurde für die noch innerhalb der Grenzwerte liegende, signifikante Veränderung

(p<0.05) der Blut-Gase in Richtung einer Hyper-kapnie die Rolle des Totraumvolumens und eine CO2-Rückhaltung als Ursache diskutiert. Masken erweitern den natürlichen Totraum (Nase, Rachen, Luftröhre, Bronchien) nach außerhalb, über Mund und Nase hinaus." (S. 8)

Zur zweiten Studie aus dem Jahr 2014 mit dem Titel „The Effect of Additional Dead Space on Respiratory Exchange Ratio and Carbon Dioxide Production Due to Training"[15] wird festgehalten:

*„Eine experimentelle **Vergrößerung des Totraum-volumens** beim Atmen steigert in Ruhe und unter Belastung die **Kohlendioxid(CO2)-Rückhaltung** und entsprechend den Kohlendioxid-Partialdruck pCO2 im Blut (p<0.05) [xx]."* (S. 8)

Weiterhin äußern sich die Autoren der Meta-Studie zu einer dritten Studie mit dem Titel „COVID 19 and Masks in Sports"[16] von 2020:

„Bei einer neueren Bestimmung des Gasgehaltes für Sauerstoff (gemessen in O2 %), und Kohlendioxid (gemessen in CO2 ppm) in der Luft unter Mund-Nase-Schutz bei 8 Probanden zeigte sich im Rahmen einer Interventionsstudie schon in Ruhe unter den Masken eine geringere Sauerstoffverfügbarkeit als ohne Masken. Bei den Messungen wurde ein Multi-Rae-Gas Analyzer verwendet (RaeSystemsR) (Sunnyvale, Kalifornien CA, Vereinigte Staaten). Das Gerät war zum Zeitpunkt der Untersuchung das

*fortschrittlichste portable multivariante Echtheit-Gasanalyse-Gerät, welches auch in Rettungsmedizin und in betrieblichen Notfällen Anwendung findet. [...] Gleichzeitig war unter den Masken, – ein gesundheitskritischer Wert – eine um den Faktor 30 vergrößerte Kohlendioxidkonzentration (CO2-Vol%) gegenüber normaler Raumluft messbar (14162 ppm mit Maske gegenüber 464 ppm ohne Maske, statistisch signifikant mit p<0.001) [18]. Diese Phänomene sind verantwortlich für einen **statistisch signifikant erhöhten Kohlendioxidgehalt(CO2)-Blutgehalt bei Maskenträgern**"* (S. 8)

Die Autoren der Meta-Studie kommen schließlich zu dem Ergebnis:

*„Die dokumentierten **maskenbedingten Änderungen der Blutgase** in Richtung einer **Hyperkapnie** (erhöhte Kohlendioxid/CO2-Blutspiegel) und **Hypoxie** (verminderte Sauerstoff/O2-Blutspiegel) können zusätzliche, nicht körperliche Auswirkungen wie Verwirrtheit, verminderte Denkfähigkeit und Desorientiertheit [23,36–39] mit auch insgesamt eingeschränkten kognitiven Fähigkeiten und Abnahme psychomotorischer Fähigkeiten zur Folge haben [19,32,38–41]. Hierdurch wird die Bedeutung der Veränderung der Blutgasparameter als Ursache für klinisch relevante psychische und neurologische Effekte deutlich. [...]*
Die oben genannten messbaren, aber auch qualitativen physiologischen Auswirkungen von Masken können Konsequenzen auf verschiedenen

Fachgebieten der Medizin nach sich ziehen. Aus der Pathologie ist bekannt, dass nicht nur überschwellige Reize mit Überschreitung der Normalgrenzen krankheitsrelevante Folgen haben. Auch unterschwellige Reize sind imstande, bei entsprechend langer Einwirkzeit krankhafte Veränderungen zu bewirken. Beispiele hierfür sind geringste Luftverschmutzung durch Schwefelwasserstoff mit Erzeugung von Atemwegsbeschwerden (Rachenreizungen, Husten, verminderte Aufnahme von Sauerstoff) und neurologischen Erkrankungen (Kopfschmerzen, Schwindel) [46]. [...] Langfristige krankheitsrelevante Folgen von maskenbedingten ungünstigen Veränderungen sind bei verhältnismäßig geringer Ausprägung, jedoch wiederholter Einwirkung über längere Zeiträume gemäß dem o. g. pathogenetischen Prinzip somit zu erwarten. Insofern sind die in den Studien gefundenen, statistisch signifikanten Ergebnisse mit mathematisch fassbaren Unterschieden zwischen Maskenträgern und Menschen ohne Masken klinisch relevant. [...] Für geringe Steigerungen von Kohlendioxid in der Einatemluft ist dieser krankheitsfördernde Effekt erwiesen mit Erzeugung von Kopfschmerzen, Irritation der Atemwege bis hin zum Asthma sowie Blutdruck- und Herzfrequenzsteigerung mit gefäßschädigendem Ausmaß, und schließlich neuropathologischen und kardiovaskulären Folgen [38]."
(S. 9 f)

In den von der Meta-Studie ausgewerteten Publikationen fanden sich auch Daten zum Totraumvolumen:

„Das durchschnittliche Totraumvolumen bei der Atmung beträgt beim Erwachsenen ca. 150-180 ml und wird beim Tragen einer Mund und Nase bedeckenden Maske deutlich vergrößert [58]." (S. 11)

So wurde für N95-Masken in der bereits auf S. 26 erwähnten experimentellen Studie[12] ein Totraumvolumen von 98 – 168 ml bestimmt:

*„Dies entspricht einer **maskenbedingten Totraumvergrößerung um von 65 % bis 125 % für Erwachsene**, und somit nahezu einer Verdopplung. Bei einer Atemfrequenz von 12 pro Minute würde die Pendelvolumen-Atmung bei einer solchen Maske somit mindestens 2,9-3,8 Liter je Minute betragen. Deswegen bewirkt der Totraum vergrößernde **Masken-Effekt** eine relative **Verkleinerung des für die Lunge pro Atemzug zur Verfügung stehenden Gasaustauschvolumens um 37 %[60]**[2]."* (S. 11)

Darüberhinaus konnte eine deutliche Zunahme des Atemwiderstandes unter Masken festgestellt werden:

---

[2] Lee, H.P.; Wang, D.Y. Objective Assessment of increase in Breathing Resistance of N95 Respirators on Human Subjecs. *Ann Occup Hyg* 2011, *55* , 917–921, doi:10.1093/annhyg/mer065.

*„Versuche belegen eine **Zunahme des Atemwider-**
standes durch eine N95-Maske um beachtliche **126
% beim Einatmen** und um **122 % beim Ausatmen**
[60]. Experimentelle Studien konnten zudem
nachweisen, dass die **Durchfeuchtung der Maske**
(N95) den Atemwiderstand um **weitere 3 %** steigert
[61] und somit den Atemwegswiderstand bis zum
2,3-fachen des Normalwertes anzuheben vermag.
[...] Diese zusätzliche Belastung durch die verstärkte
Atemarbeit gegen den größeren Widerstand durch
die Masken führt auch zu verstärkter Erschöpfung
mit Anstieg der Herzfrequenz und erhöhter CO_2-
Produktion."* (S.11)

Im Diskussionsteil ihrer Arbeit kommen die Autoren
der Meta-Studie dann auch zu folgendem Ergebnis:

*„Ein durch Maskentragen **nahezu verdoppeltes
Totraumvolumen** und der **mehr als verdoppelte
Atemwiderstand** [59−61] führen laut den von uns
gefundenen Studien zu einer Rückatmung von
Kohlendioxid bei jedem Atemzyklus [16−18,39,83]
mit − bei Gesunden meist − unterschwelligem, aber
bei Kranken zum Teil auch pathologischem, **Anstieg
des Kohlendioxid-Partialdrucks (PaCO2) im Blut**
[25,34,58]."* (S. 36)

Und sie weisen, angesichts dieser deutlichen
Nebenwirkungen des Maskentragens, auf den feh-
lenden Nachweis eines Zusammenhangs zwischen
SARS-COV-2-Infektionen und Masken hin:

„Unerwähnt soll in diesem Zusammenhang nicht bleiben, dass ganz aktuelle Daten jedoch darauf hindeuten, dass der **Nachweis einer SARS-CoV-2 Infektion nicht in direkter Abhängigkeit zu einer populären Maskenanwendung** zu stehen scheint, denn die in einer retrospektiven Vergleichsstudie untersuchten Gruppen (Sars-CoV-2-Infzierte und Nichtinfizierte) unterschieden sich nicht in ihrer Gewohnheit, Masken zu verwenden: Die Probanden beider Gruppen trugen zu ca. 70 % immer Masken und weitere 14,4 % von ihnen häufig [143]. Im Rahmen einer an ca. 6000 Teilnehmern in Dänemark durchgeführten, 2020 publizierten, prospektiven Untersuchung zum Maskentragen, fanden Wissenschaftler entsprechend auch **keinen statistisch signifikanten Unterschied hinsichtlich der Infektraten mit SARS-CoV-2 beim Vergleich der Gruppe der 3030 Maskenträger mit den 2994 maskenlosen Teilnehmern** der Studie (p=0,38) [132][3]." (S. 35)

Im Folgenden sollen drei der Publikationen, auf die die Meta-Studie Bezug nimmt, näher vorgestellt werden. Sie stammen aus den Jahren 2005, 2014 und 2019.

---

[3] Bundgaard, H. *et al.* Effectiveness of Adding a Mask Recommendation to Other Public Health Measures to Prevent SARS-CoV-2 Infection in Danish Mask Wearers. *Ann. Intern. Med.* (2020) doi:10.7326/m20-6817.

4.1 Studie von 2005
Nachweis der Rückatmung von CO_2 unter OP-Masken

In ihrer bei der Technischen Universität München eingereichten und 2005 von der Fakultät für Medizin angenommenen Dissertation „Rückatmung von Kohlendioxid bei Verwendung von Operationsmasken als hygienischer Mundschutz an medizinischem Fachpersonal"[14] befasste sich Ulrike Butz völlig unabhängig von jedweder Pandemie-Problematik mit der Möglichkeit einer Rückatmung von CO_2 unter OP-Masken. Mit ihrem Versuchsaufbau wies sie bereits nach einer Tragezeit von 30 Minuten einen signifikanten Anstieg der CO_2-Konzentration im Blut von gesunden Erwachsenen im Ruhezustand nach.

Butz schreibt in ihrer Einleitung:

„Unter Verwendung von Operationsmasken findet kein ungehindertes Entweichen des unter Normoventilation ausgeatmeten CO_2 statt. Dadurch kann es zu einer Akkumulation von CO_2 unter den Operationsmasken kommen. Die mit CO_2 vermehrt angereicherte Luft wird wieder eingeatmet, was einen daraus resultierenden Anstieg von CO_2 im Blut zur Folge hätte. Eine Erhöhung des CO_2 –Partialdruckes im Blut kann zu einer kompensatorischen Hyperventilation führen. Diese Effekte können einen

Einfluss auf die Qualität des Operationsergebnisses haben [...]

Bei der Einführung und Entwicklung des Mundschutzes war der gewünschte Effekt, die bakterielle Infektion offener Wunden durch den Chirurgen zu verhindern. Die Sicherung des Aseptischen Operationsfeldes stellte hierbei das Hauptkriterium für die Qualität der Maske dar. [...]

Für eine optimale chirurgische Leistung spielen jedoch neben der Keimverhütung weitere Faktoren eine Rolle. In der Literatur wird von Effekten, wie die der persönlichen Beeinflussung des Chirurgen durch subjektive Faktoren wie Diskomfort berichtet. Weiterhin liegen Studien über objektive physiologische Veränderungen vor, welche sich durch das Tragen der Maske ergeben.

So widmeten sich Enerson, Eisenfeld und Kajikuri der Wärme - und Feuchtigkeitsentwicklung unter Operationsmasken und des subjektiven Komforts als beeinflussende Faktoren der chirurgischen Leistung. Dabei zeigte sich bei allen 6 getesteten Masken eine Temperaturerhöhung um 5°C und eine relative Feuchtigkeitszunahme um 16%. Beide Messwerte wurden dabei im unkomfortablen Bereich liegend gewertet (20).

Es ist eine Tatsache, dass das Operationspersonal, vor allem bei längeren Operationen, über Müdigkeit und wiederholtes Gähnen klagt. Dies könnte Folge einer durch CO_2-Rückatmung bedingten Veränderung des physiologischen Gasaustausches sein.

Ramanathan untersuchte die unmittelbare Umgebung unter Operationstüchern bei wachen Patien-

ten während Augenoperationen. Neben einer signifikanten Temperaturerhöhung um 6,9 °C und Zunahme der relativen Luftfeuchtigkeit um 26% wurde eine Abnahme der Sauerstoffkonzentration von durchschnittlich 3,4% und eine Zunahme der Kohlendioxidkonzentration von durchschnittlich 3,5% unter dem Operationstuch bestätigt. Nach Einsatz eines Absaugers und Applikation eines sauerstoffzuführenden Schlauches wurde eine zufriedenstellende Annäherung an die Umgebungswerte erzielt."

Ausdrücklich benennt Butz als Ziel ihrer Arbeit den Nachweis der Kohlendioxidanreicherung unter OP-Masken und eines Anstiegs der CO_2-Konzentration im Blut als Folge der CO_2-Rückatmung:

„Bislang existieren keine Studien, welche prüfen, ob es neben den genannten und bislang untersuchten Effekten zu einer CO_2-Rückatmung bei Operationsmasken kommt. Die vorliegende Studie geht auf diesen Effekt, welcher sich durch das Tragen einer Operationsmaske ergibt, ein. Es soll bewiesen werden, dass es zu einer CO_2-Akkumulation unter der Maske und infolgedessen zu einer CO_2-Rückatmung und einem daraus resultierenden Anstieg des Kohlendioxid im Blut kommt. Als Hauptvariable gilt hierbei der transkutan gemessene CO_2-Partialdruck."

Die Ergebnisse ihres Versuches beschreibt die Autorin in der Dissertation folgendermaßen:

„In der vorliegenden Studie wurde die Hypothese der Akkumulation von CO_2 bei der Verwendung von chirurgischen Operationsmasken bewiesen. Die Akkumulation führte zu einer verstärkten Rückatmung von CO_2 und dies führte wiederum zu einem signifikanten Anstieg von CO_2 im Blut der getesteten Probanden.

Die Messzeit von 30 Minuten und der bestehende Versuchsaufbau führten zu keiner signifikanten Steigerung der Atmung im Sinne einer kompensatorischen Hyperventilation. Es darf jedoch angenommen werden, dass die Effekte in der täglichen Klinikroutine ausgeprägter ausfallen würden: Die Operationsmasken werden häufig sehr viel länger getragen als dies in der vorliegenden Studie geschah. Des weiteren wurde die Studie an normal atmenden Personen im Ruhezustand gemessen. Bei körperlicher Arbeit und psychischer Anspannung wird die Atmung aktiviert, was zu einer stärkeren Rückatmung von CO_2 und wiederum zu einer Erhöhung der CO_2-Konzentration im Blut des OP-Personals führen könnte.“

4.2 Studie von 2014
Erweiterung des Totraums beim Training erhöht CO_2-Produktion

Die in der Meta-Studie erwähnte und 2014 im „Journal of Sports Science and Medicine" veröffentlichte Studie mit dem Titel „The Effect of Additional Dead Space on Respiratory Exchange

Ratio and Carbon Dioxide Production due to Training"[15] (deutsch: „Die Auswirkung von zusätzlichem Totraum auf das Atemgasverhältnis und die Kohlendioxidproduktion durch Training"), ist u. a. auf der Internetseite des Bundesinstituts für Sportwissenschaft einsehbar. Die 15 Probanden der experimentellen Studie atmeten in 12 Trainingseinheiten, verteilt über 6 Wochen, durch einen zusätzlichen Totraum von 1200 ml und hatten in allen Trainingseinheiten einen erhöhten Kohlendioxid-Partialdruck im Blut (PCO_2). In der Zusammenfassung zur Studie heißt es:

„Ziel der Studie war es, die Auswirkungen der Einführung eines zusätzlichen respiratorischen Totraums während eines cycloergometrie-basierten aeroben Trainings zu untersuchen. Die primären Ergebnisgrößen waren das Atemaustauschverhältnis (RER) und die Kohlendioxidproduktion (VCO_2). An der Studie nahmen junge, gesunde Männer in zwei Gruppen teil: eine experimentelle Gruppe (Exp, n = 15) und eine Kontrollgruppe (Con, n = 15). Das Training bestand aus 12 Sitzungen, die zweimal pro Woche über einen Zeitraum von 6 Wochen durchgeführt wurden. Eine einzelne Trainingseinheit bestand aus einem kontinuierlichen Training mit konstanter Geschwindigkeit auf einem Fahrradergometer bei 60% der VO_2max, das 30 Minuten lang beibehalten wurde. Die Probanden der Exp-Gruppe atmeten durch einen zusätzlichen Atemtotraum (1200 ml), während die Probanden der Con-Gruppe ohne zusätzlichen Atemtotraum

atmeten. Zur Erfassung der Gasaustauschvariablen wurden vor und nach dem Training zwei inkrementelle Belastungstests durchgeführt. In allen Trainingseinheiten war der pCO2-Wert höher [...]"

4.3 Studie von 2019
Erhöhte CO_2-Blutwerte auch bei N95-Masken für Kinder

Im Dezember 2019 wurde von Daniel Yam Thiam Goh u. a. eine Studie aus Singapur veröffentlicht, die sich mit der Sicherheit und dem Komfort von Masken bei Kindern beschäftigte: „A randomised clinical trial to evaluate the safety, fit, comfort of a novel N95 mask in children"[17] (deutsch: „Eine randomisierte klinische Studie zur Bewertung der Sicherheit, des Sitzes und des Komforts einer neuartigen N95-Maske bei Kindern").

N95-Masken entsprechen in etwa FFP2-Masken. Untersucht wurden speziell für Kinder angepasste partikelfilternde N95-Masken, die die Kinder vor partikelförmigen Luftschadstoffen schützen sollen, darunter auch N95-Masken mit einem optionalen Mikroventilator. Da es in diesem Zusammenhang nicht um Fremdschutz, sondern um den Selbst-schutz der Maskenträger ging, wurden – wie der Versuchsbeschreibung zu entnehmen ist – N95-Masken mit Ausatemventil verwendet. Partikel-filternde Masken mit Ventil filtern nur die

Einatemluft und erleichtern das Ausatmen. Die Autoren führen in ihrer Zusammenfassung aus:

„Die sich entwickelnde Lunge von Kindern ist anfälliger für die Risiken der Luftverschmutzung, einschließlich chronischer Krankheiten. Trotzdem gibt es keine speziellen, für Kinder entwickelten und getesteten Masken, die unseren Nachwuchs vor den heute üblichen partikelförmigen Luftschadstoffen schützen könnten. Wir haben die Sicherheit, den Sitz und den Tragekomfort einer speziell für Kinder entwickelten N95-Maske mit einem optionalen Mikroventilator (Mikroventilator, MF) bei gesunden Kindern im Alter von 7 bis 14 Jahren in einem randomisierten, Crossover-Design in zwei Zeitinter-vallen untersucht. Die kardiorespiratorischen physiologischen Messungen der Probanden wurden in verschiedenen Stadien der körperlichen Aktivität unter verschiedenen Versuchsanordnungen (Maske ohne und mit MF) bewertet.“

Die Autoren weisen darauf hin, dass es sich um die erste Studie mit speziell für Kinder entwickelten N95-Masken handelte und es keine vergleichbaren Daten gab. Um die Kinder sicher vor den Gefahren partikelförmiger Luftschadstoffe zu schützen, seien mindestens Masken vom N95-Standard nötig. Diese müssten gut sitzen und bequem sein, um von den Kindern akzeptiert zu werden. Masken verstärkten generell den Atemwiderstand und führten wegen des Totraums der Masken zu erhöhten CO_2-Werten, so dass mehr Atemarbeit erforderlich sei und sich

Maskenträger unwohl und müde fühlten. In der Studie sollte untersucht werden, ob die negativen Auswirkungen der Maske durch einen Mikroventilator gemildert werden könnten. Im Versuchsaufbau sollten die Probanden zunächst 5 Minuten ohne Maske lesen, dann 5 Minuten lesen mit N95-Maske und weitere 5 Minuten zusätzlich mit dem Mikroventilator. Derselbe Vorgang wurde mit zügigem Gehen für jeweils 8 Minuten auf einem Laufband und 2 Minuten Erholungszeit wiederholt. Um die Sicherheit der Maske in Bezug auf CO_2-Rückhaltung einzuschätzen, wurden mittels einer in der Nase befestigten Kanüle und einem Patienten-Überwachungssystem der endtidale CO_2-Gehalt (ETCO2) und die eingeatmete CO_2-Konzentration (FICO2) gemessen. Die Studie kommt zu folgendem Ergebnis:

„Die Verwendung der Maske ohne MF erhöhte erwartungsgemäß das endtidale CO2 (ETCO2) und die fraktionierte Konzentration des eingeatmeten CO2 (FICO2) in Ruhe und bei leichter Anstrengung. Die Verwendung der Maske mit MF brachte die FICO2-Werte bei beiden Aktivitäten vergleichsweise näher an die Ausgangswerte ohne Maske. Die Maske, ob mit oder ohne MF, erwies sich als gut sitzend, bequem und sicher für die Verwendung bei Kindern in Ruhe und bei leichter Anstrengung."

In der Studie heißt es weiter, dass sich alle physiologischen Parameter, darunter auch die gemessenen CO_2-Werte, deutlich innerhalb des zulässigen Bereichs befunden hatten: auch das Tragen einer N95-Maske ohne Mikroventilator hatte bei den Kindern zwar erwartungsgemäß zu erhöhten, aber nicht zu gesundheitsgefährdenden Kohlendioxidkonzentrationen geführt. Da die Fähigkeit der Lunge, Kohlendioxid aus dem Blut aufzunehmen, begrenzt ist, kann von dem (gemessenen) endtidalen CO_2-Gehalt in der ausgeatmeten Luft jedoch nicht ohne weiteres auf die CO_2-Konzentration im Blut geschlossen werden. Die Folgerung, die verwendeten N95-Masken würden eine gesundheitsgefährdende Ansammlung von CO_2 im Blut durch Rückatmung unter der Maske sicher ausschließen, ist daher nicht korrekt. (Da der Versuchsaufbau mit 10 bis 20 Minuten zudem nur relativ kurze Zeiten des Maskentragens vorgab, konnten auch keine anderen Symptome beobachtet werden.) Insofern liefert diese Studie keine Ergebnisse, die den in den beiden vorange-gangenen Kapiteln vorgestellten Arbeiten wider-sprechen. Vielmehr liefert auch sie einen Beleg für die Rückatmung von Kohlendioxid, sogar unter speziell für Kinder angefertigten FFP2-Masken, solange nicht ein Mikroventilator für zusätzlichen Luftaustausch sorgt! Sie macht außerdem deutlich, dass zur Beurteilung der CO_2-Rückatmung unter Masken auf die Messung der CO_2-Konzentration im Blut nicht verzichtet werden sollte.

Kapitel 5
Nebenwirkungen von Masken bei Kindern und Jugendlichen

Inzwischen sind die sogenannten Alltagsmasken im öffentlichen Raum überwiegend verboten und durch medizinische Masken (OP- und FFP2-Masken) ersetzt worden. Selbst in den Schulen und Betreuungseinrichtungen gilt für Kinder vielfach flächendeckend eine Pflicht zum Tragen von medizinischen Masken bis in den Unterricht hinein. In NRW besteht derzeit bereits für Kinder ab dem Schuleintritt grundsätzlich eine Maskenpflicht für medizinische Masken in Geschäften, in Schulbussen und an den Haltestellen, auf dem Schulgelände, im Schulgebäude und im Unterricht am Sitzplatz, sogar im Sportunterricht bei körperlicher Belastung (nach Ermessen der Sportlehrer):

„An folgenden Orten ist mindestens eine medizinische Maske (sogenannte OP-Maske) zu tragen:
1. in Fahrzeugen des öffentlichen Personennah- oder -fernverkehrs einschließlich der entgeltlichen oder geschäftsmäßigen Beförderung von Personen mit Kraftfahrzeugen samt Taxen und Schülerbeförderung sowie innerhalb anderer geschlossener Fahrzeuge (Bahnen, Schiffe, Flugzeuge und so weiter)
2. in Innenräumen [...]
3. in Warteschlangen [...]

Kinder bis zum Schuleintritt sind von der Verpflichtung zum Tragen einer Maske ausgenommen. Soweit Kinder vom Schuleintritt bis zum Alter von 13 Jahren aufgrund der Passform keine medizinische Maske tragen können, ist ersatzweise eine Alltagsmaske zu tragen." [18]

und

„Innerhalb von Schulgebäuden und anderen der schulischen Nutzung dienenden Innenräumen sind von allen Personen medizinische Masken (sogenannte OP-Masken) zu tragen. Dies gilt nicht
1. [...]
2. soweit Schülerinnen und Schüler bis zur Klasse 8 und insbesondere im Bereich der Primarstufe aufgrund der Passform keine medizinische Gesichtsmaske tragen können; in diesen Fällen ist ersatzweise eine Alltagsmaske (textile Mund-Nasen-Bedeckung einschließlich Schals, Tücher oder ähnliches) zu tragen,
[...]
4. während der Sportausübung, soweit dies für die Sportausübung erforderlich ist, und bei anderen Tätigkeiten, die nur ohne das Tragen einer Maske ausgeübt werden können (Spielen von Blasinstrumenten und ähnliches)" [19]

Einen Eindruck von Art und Häufigkeit der Nebenwirkungen der Masken bei Kindern und Jugendlichen kann das weltweit erste Register zur Sammlung von Nebenwirkungen der Universität Witten-

Herdecke vermitteln[20]. (Zur Erinnerung: Ab einer Konzentration von 5% in der eingeatmeten Luft treten deutliche Beschwerden auf: Kopfschmerzen, Schwindel, danach beschleunigter Herzschlag, Blutdruckanstieg, Atemnot und schließlich Bewusstlosigkeit. Eine CO_2-Konzentration von 8% führt innerhalb von 30 bis 60 Minuten zum Tod.) Die folgenden Zahlen sind einem Eilbeschluss des Familiengerichts Weimar vom 08.04.2021, AZ 9 F 148/21, [21] entnommen, der im nächsten Kapitel vorgestellt wird. Anhand von 20.353 Eltern-Einträgen zu 25.930 Kindern erstellten die Autoren eines Artikels zu den ersten Ergebnissen des Registers, der in der Fachzeitschrift „Monatsschrift Kinderheilkunde" publiziert wurde, folgende Tabelle zu körperlichen Symptomen:

Symptome	Gesamt n (%)	Alter 0 bis 6 n (%)	Alter 7 bis 12 n (%)	Alter 13 bis 17 n (%)
Kopf-schmerzen	13.811 (53,3)	960 (24,0)	7863 (54,6)	4988 (66,4)
Konzentra-tions-schwierig-keiten	12.824 (49,5)	961 (24,0)	7313 (50,8)	4550 (60,5)
Unwohlsein	10,907 (42,1)	1040 (28,0)	6369 (44,2)	3498 (46,5)
Benommen-heit/ Müdigkeit	9460 (36,5)	729 (18,2)	5163 (35,8)	3568 (47,5)

Engegefühl unter der Maske	9232 (35,6)	968 (24,2)	5427 (37,7)	2837 (37,7)
Gefühl der Atemnot	7700 (29,7)	677 (16,9)	4440 (30,8)	2583 (34,4)
Schwindel	6848 (26,4)	427 (10,7)	3814 (26,5)	2607 (34,7)
Trockener Hals	5883 (22,7)	516 (12,9)	3313 (23,0)	2054 (27,3)
Kraftlosig- keit	5365 (20,7)	410 (10,2)	2881 (20,0)	2074 (27,6)
Bewegungs- unlust, Spielunlust	4629 (17,9)	456 (11,4)	2824 (19,6)	1349 (17,9)
Jucken in der Nase	4431 (17,1)	513 (12,8)	2550 (17,7)	1368 (18,2)
Übelkeit	4292 (16,6)	310 (7,7)	2544 (17,7)	1438 (19,1)
Schwäche- gefühl	3820 (14,7)	300 (7,5)	2020 (14,0)	1500 (20,0)
Bauch- schmerzen	3492 (13,5)	397 (9,9)	2292 (15,9)	803 (10,7)
Beschleu- nigte Atmung	3170 (12,2)	417 (10,4)	1796 (12,5)	957 (12,7)
Krankheits- gefühl	2503 (9,7)	205 (5,1)	1328 (9,2)	970 (12,9)
Engegefühl im Bauch	2074 (8,0)	161 (4,0)	1122 (7,8)	791 (10,5)

Augenflim- mern	2027 (7,8)	149 (3,7)	1047 (7,3)	831 (11,1)
Appetit- losigkeit	1812 (7,0)	182 (4,5)	1099 (7,6)	531 (7,1)
Herzrasen, Herz- stolpern, Herzstiche	1459 (5,6)	118 (2,9)	766 (5,3)	575 (7,6)
Rauschen im Ohr	1179 (4,5)	107 (2,7)	632 (4,4)	440 (5,9)
Kurzzeitige Bewusst- seinsbeein- trächtigung/ Ohnmachts anfälle	565 (2,2)	39 (1,0)	274 (1,9)	252 (3,4)
Erbrechen	480 (1,9)	40 (1,0)	296 (2,1)	144 (1,9)

In einem Freitextfeld des Registers konnten weitere Nebenwirkungen eingetragen werden. Dort wurden von den Eltern die folgenden gesundheitlichen Beschwerden genannt:

- 269 Einträge zu verschlechterter Haut, v. a. vermehrte Pickel, Ausschläge und allergische Erscheinungen um den Mundbereich bis hin zu Pilzerkrankungen in und um den Mund
- 151 Einträge zu Nasenbluten
- 122 Einträge zu Schulunlust bis hin zu Schulangst/Schulverweigerung

- 64 Einträge zu vermehrtem Schwitzen
- 52 Einträge zu Druckstellen und Wunden hinter den Ohren
- 46 Einträge zu wunden oder rissigen und z. T. blutigen Lippen
- 31 Einträge zu gesteigerten Migräneanfällen in Frequenz und Ausprägungsgrad
- 23 Einträge zu Beeinträchtigungen des Sehens
- 13 Einträge zu Aphten

Damit wurden, wie die Autoren des Artikels anmerken, innerhalb einer einzigen(!) Woche mehr Kinder und Jugendliche mit maskenbedingten körperlichen Beschwerden gemeldet als zum damaligen Zeitpunkt Kinder und Jugendliche mit einem positiven SARS-CoV-2-Testergebnis gemeldet waren.

Neben den zahlreichen physischen Beschwerden konnten auch psychische Auswirkungen gemeldet werden. Sie sind in der folgenden Tabelle auf-geführt:

psychische Nebenwirk-ungen	Ge-samt n (%)	Alter 0 bis 6 n (%)	Alter 7 bis 12 n (%)	Alter 13 bis 17 n (%)
Das Kind ist häufiger gereizt als sonst	11364 (60,4)	1041 (40,0)	6566 (62,1)	3757 (66,5)

Das Kind ist weniger fröhlich	9286 (49,3)	959 (36,9)	5640 (53,3)	2687 (47,6)
Das Kind möchte nicht mehr zur Schule/in den Kindergarten gehen	8280 (44,0)	824 (31,7)	5168 (48,9)	2288 (40,5)
Das Kind ist unruhiger als sonst	5494 (29,2)	773 (29,7)	3515 (33,2)	1206 (21,4)
Das Kind schläft schlechter	5849 (31,1)	633 (24,3)	3507 (33,2)	1709 (30,3)
Keine weiteren Auffällig- keiten	7103 (27,4)	1400 (35,0)	3834 (26,6)	1869 (24,9)
Das Kind hat neue Ängste entwickelt	4762 (25,3)	713 (27,2)	2935 (27,8)	1114 (19,7)
Das Kind schläft mehr als sonst	4710 (25,0)	319 (12,3)	2183 (20,6)	2208 (39,1)
Das Kind spielt weniger	2912 (15,5)	400 (15,4)	1998 (18,9)	514 (9,1)
Das Kind hat einen größe- ren Bewe- gungsdrang als sonst	1615 (8,6)	253 (9,7)	1124 (10,6)	238 (4,2)

Auch wenn die Einträge nicht repräsentativ sind, so verdeutlichen sie doch, dass zahlreiche Kinder durch die Pflicht zum Maskentragen unter erheblichen körperlichen und psychischen Beeinträchtigungen leiden. Die Häufigkeit der genannten körperlichen Nebenwirkungen – Kopfschmerzen (53,3% gesamt, 24,0% 0-6 Jahre, 54,6% 7-12 Jahre, 66,4% 13-17 Jahre), Atemnot (29,7% ges., 16,9%, 30,8%, 34,4%), Schwindel (26,4% ges., 10,7%, 26,5%, 34,7%), erhöhte Herzfrequenz (5,6% ges., 2,9%, 5,3%, 7,6%), Bewusstlosigkeit (2,2% ges., 1,0%, 1,9%, 3,4%) – insgesamt, aber auch die zunehmende Häufigkeit einzelner Beschwerden von den jüngeren zu den älteren Kindern hin bzw. in der dritten Altersgruppe wieder abnehmend, die mit der zunehmenden Tragedauer der Masken in der Schule und auf dem Schulweg im öffentlichen Nahverkehr bzw. dem abnehmendem Anteil des Maskentotraums am Atemzugvolumen korreliert, weisen deutlich auf eine Kohlendioxidvergiftung hin.

Die Meta-Studie zu unerwünschten Nebeneffekten des Maskentragens (vgl. Kap. 4) fasst unter dem Begriff „Maskeninduziertes Erschöpfungssyndrom (MIES)" eine Reihe von statistisch signifikant nachgewiesenen pathophysiologischen Veränderungen und subjektiven Beschwerden zusammen, darunter:

„Erschöpfungsgefühl [...], Anstieg der Atemfrequenz [...], Atemschwierigkeiten und Luftnot [...], Kopf-

schmerzen [...], Schwindel [...], Feuchte – und Hitzegfühl [...], Benommenheit (qualitative neurologische Defizite) [...], Abnahme von Empathie-Wahrnehmungen [...], gestörte Hautbarrierefunktion mit Akne, Juckreiz und Hautliäsionen [...].

Es ist aus den Ergebnissen abzuleiten, dass die bei Gesunden oft schon eindeutigen und beschriebenen Auswirkungen bei Kranken umso stärker ausfallen, da bei ihnen die Kompensationsmechanismen, je nach Krankheitsschwere geringer bis erschöpft sind."

In der Politik ist der Effekt der Rückatmung von CO_2 unter einer Maske durchaus bekannt. Jedenfalls findet sich in einer Hausmitteilung des Deutschen Bundestages ein Hinweis, in dem den Abgeordneten und den im Bundestag tätigen Personen empfohlen wird, die Mund-Nasen-Bedeckung unter das Kinn zu schieben, sollten sie das Bedürfnis verspüren, einmal tief durchzuatmen. Jedoch wird zur Möglichkeit einer Gesundheitsgefährdung durch signifikant(!) angestiegene CO_2-Werte im Blut (man vergleiche mit der Tragedauer von 30 Minuten in der Dissertation von Ulrike Butz) ausdrücklich keine Aussage gemacht. So heißt es lt. einem Artikel von FOCUS online in der Hausmitteilung wörtlich[22]:

„Bereits nach 30 Minuten Tragedauer kann es je nach Art der Mund-Nasen-Bedeckung zu einem signifikanten Anstieg der CO2-Werte im Blut kommen, da die ausgeatmete Luft unter Umstän-

den nicht so gut entweichen kann. Ein ständiges Aus- und wieder Anziehen der Mund-Nasen-Bedeckung ist aber auch nicht sinnvoll, da so das Risiko einer Kontamination erhöht wird. Zwischendurch sollte man sie also zum Durchatmen eher unters Kinn schieben, aber weitertragen."

Ein Sprecher der Bundestagsverwaltung erklärte dazu:

„Bei lebensnaher Betrachtungsweise besteht aber gelegentlich das Bedürfnis in geeigneten Situationen einen kurzen Moment ‚durchzuatmen' [...] Der Hinweis auf den CO2-Wert dient ausschließlich einer möglichen Erläuterung für dieses Bedürfnis, beinhaltet aber keine wissenschaftliche Stellungnahme und insbesondere auch keine Behauptung einer Gesundheitsgefährdung."

Welche gesundheitlichen Auswirkungen diese signifikant erhöhten CO_2-Werte haben könnten, - dazu will man also nichts sagen. Doch schon das gelegentliche Herunterziehen der Masken, um einmal kurz „durchzuatmen", stellt in Schule und Schulbus angesichts strenger Vorgaben zum Schutz vor Infektionen und sozialem Druck ein allzu oft unbedingt zu vermeidendes(!) Risiko dar, dem insbesondere Kinder nur wenig entgegen zu setzen haben. Mindestens an eine Aufforderung zu unterlassener Hilfeleistung grenzt die im Bayrischen Rahmen-Hygieneplan für Schulen[23] enthaltene Empfehlung, im Falle eines Notfalls, – ohne Einschränkung, also auch bei bewusstlosen(!) Schülern, die eine MNB tragen, – sollten *„sowohl*

Ersthelfer als auch die hilfebedürftige Person –
soweit möglich – eine geeignete MNB tragen",
anstatt diese schnellstmöglich von der hilfebedürf-
tigen Person zu entfernen, um ggfs. eine zu hohe
CO_2-Konzentration zu reduzieren!

Zusammenfassend kann festgestellt werden, dass
die Eltern-Einträge zu knapp 26.000 Kindern im
Register der Universität Witten-Herdecke zu
Nebenwirkungen des Maskentragens bei Kindern
und Jugendlichen sich in den beschriebenen
körperlichen Symptomen wie Kopfschmerzen,
Schwindel, beschleunigter Herzschlag, Atemnot bis
hin zur Bewusstlosigkeit in 565(!) Fällen jedenfalls
mit den Symptomen decken, die ab einer CO_2-Kon-
zentration von 5 % in der Atemluft auftreten. Diese
Übereinstimmungen in Verbindung mit dem
Nachweis eines Anstiegs der CO_2-Konzentration in
Atemluft und auch im Blut durch das Tragen einer
OP-Maske legt die Vermutung einer CO_2-Vergiftung
der betroffenen Kinder mindestens nahe! Seitens
der Politik wird jede Stellungnahme zu einer
gesundheitlichen Gefährdung, jedes Wissen um
eine mögliche Vergiftung durch CO_2-Rückatmung –
selbst angesichts signifikant gestiegener CO_2-
Konzentrationen im Blut – offenbar absichtlich vermieden, wird die von einer Kohlendioxidvergiftung
ausgehende Gesundheitsgefährdung gerade auch
für Kinder und Jugendliche aufgrund der langen
Tragezeiten in der Schule, von möglicherweise
irreversiblen Langzeitschäden bis hin zur Bewusstlosigkeit (Narkose) und dem Risiko des Todes,

ignoriert, eines Todes, dessen besondere Perfidität gerade darin besteht, dass aufgrund des vom Kohlendioxid gelähmten Atemzentrums zuvor noch nicht einmal Luftnot entsteht.

Kinder aber können dem sozialen Druck noch viel weniger entgegensetzen als Erwachsene, selbst wenn sie unter den Masken leiden, und sind auf den Schutz durch Eltern, Lehrer und Erzieher angewiesen.

Kapitel 6
Deutsche Gesellschaft für Pneumologie
Stellungnahmen zur Schutzwirkung von Masken

Eine bedeutende Rolle für die Rechtfertigung von Mund-Nasen-Bedeckungen in der Öffentlichkeit spielt die Deutsche Gesellschaft für Pneumologie (DGP), deren Experten auch in Faktenchecks gern zitiert werden. In zwei Stellungnahmen vom Mai 2020 bzw. Januar 2021 äußert sich die Deutsche Gesellschaft für Pneumologie zur Schutzwirkung von Alltagsmasken und zu medizinischen Masken. Der Verband Deutscher Betriebs- und Werksärzte z. B. veröffentlichte am 13.05.2020 einen Beitrag zur Stellungnahme der DGP zu Mund-Nasen-Bedeckungen[24], in dem er Zusammenfassung und Kernaussagen der Stellungnahme wiedergibt. Umso wichtiger also, dass eine Zusammenfassung den Inhalt zutreffend benennt.

6.1 Stellungnahme vom Mai 2020
Auswirkung von Mund-Nasen-Masken auf den Eigen- und Fremdschutz

Bereits am 08.05.2020 gab die DGP eine „Stellungnahme zur Auswirkung von Mund-Nasen-Masken auf den Eigen- und Fremdschutz bei aerogen übertragbaren Infektionen in der Bevölkerung" ab, die auch online veröffentlicht wurde[25]. Beim

Eigen- oder Selbstschutz geht es um den Schutz des Maskenträgers vor Infektionen durch andere, beim Fremdschutz um den Schutz anderer vor dem infizierten Maskenträger.

Im Kapitel „Schutz einer anderen Person vor potenziell infektiösen Aerosolen in der Ausatemluft der Masken-tragenden Person" befasst sich die Stellungnahme mit dem Fremdschutz und im Kapitel „Schutz der Masken-tragenden Person vor Übertragung von infektiösen Aerosolen" mit dem Selbstschutz durch Masken. Die DGP formuliert am Schluss ihres Positionspapiers folgende Zusammenfassung:

„Nicht-medizinische, aus Stoffen hergestellte Masken, haben einen Fremdschutzeffekt.
Ein Selbstschutzeffekt ist wahrscheinlich, in klinischen Studien jedoch noch nicht belegt. Die Filterleistung verschiedener Stoffe variiert erheblich. Das hat einen Effekt auf die Effektivität bei Fremd- und Selbstschutz."

Im Folgenden soll untersucht werden, ob bzw. inwieweit die Zusammenfassung die in der Arbeit zusammengetragenen Forschungsergebnisse tatsächlich zutreffend zusammenfasst.

Das Positionspapier gibt den Forschungsstand zu Beginn der Pandemie wieder und beschäftigt sich zunächst mit dem möglichen Fremdschutz durch Masken. So konnte in Studien gezeigt werden, dass das Tragen von OP-Masken die Ausbreitung der ausgeatmeten Luft in der sagittalen Ebene vom Gesicht weg beim Husten und Niesen deutlich reduziert, dabei dann allerdings ein Luftstrom an den Rändern der Maske entweicht.

In weiteren Arbeiten wurde die Filtrationsleistung verschiedener Materialien untersucht. Eine Arbeit untersuchte dabei die Reduktion der beim Husten abgegebenen Viren und kam zu dem Ergebnis, dass bei allen untersuchten Masken nach der Filterung die Zahl der Viren nicht signifikant unterschiedlich war. Sie folgerten daraus, dass keine der untersuchten Masken – auch nicht die OP- Maske – die Virenzahl effektiv reduzierte.

Differenziertere Untersuchungen zur Filtrations- leistung und Luftdurchlässigkeit (Strömungs- widerstand) verschiedener Materialien bzgl. Partikeln verschiedener Größe, z. T. am Menschen während eines Hustenmanövers, zeigen, dass chirurgische Masken im Vergleich mit Alltags- masken die beste Filterleistung und den geringsten Strömungswiderstand aufweisen. Selbstgefertigte Alltagsmasken aus anderen Materialien zeigen bei der Filterleistung eine große Bandbreite, die in Abhängigkeit vor allem von der Gewebedichte bis an die Leistung von chirurgischen Masken heran- kommen kann, aber auch einen höheren Strömungswiderstand haben. Dabei zeigte die chirurgische Maske eine Überlegenheit gegenüber T-Shirtstoff-Masken nur bei kleineren Partikeln. Wesentlich für die Filterleistung einer Maske sind aber auch immer die offenen Zwischenräume

(Leckage) zwischen Maske und Gesicht, die die Filterleistung soweit beeinträchtigen können, dass die Qualität des Materials keine Rolle mehr spielt.

In zwei weiteren, von den Autoren selbst als schwach bezeichneten epidemiologischen Untersuchungen zum Fremdschutz durch Masken konnte allerdings keine Abnahme von Influenzasymptomen bei Haushaltsangehörigen festgestellt werden, wenn die Infizierten eine Maske trugen, allenfalls eine Reduktion der respiratorischen Beschwerden.

In andreren epidemiologischen Interventionsstudien in Haushalten mit Infizierten und in Studentenwohnheimen, bei denen Infizierte und Nicht-Infizierte eine Maske trugen (Fremd- und Selbstschutz), zeigte sich eine Reduktion der Virus-übertragungen bzw. Atemwegserkrankungen nur, als die Masken mit Handhygiene kombiniert wurden. Die alleinige Verwendung von Masken erzielte diesen Effekt dagegen nicht. Eine andere Studie mit Pilgern, die in Zelten auf engem Raum wohnten, ebenfalls mit Masken für Infizierte und Nicht-Infizierte, konnte einen signifikanten Effekt von Masken auf die Reduktion von Influenza-symptomen nachweisen.

Damit lassen sich die Ausführungen der DGP zum Fremdschutz folgendermaßen zusammenfassen:
— Masken verringern die Ausbreitung von Aerosolen in sagittaler Ebene, führen dafür

aber zu einer zusätzliche Ausbreitung der Aerosole an den Seitenrändern

- chirurgische Masken haben eine sehr gute Filterleistung bei gleichzeitig geringem Atemwiderstand, Stoffmasken können je nach verwendetem Material an diese Filtrationsleistung heranreichen, jedoch mit höherem Atemwiderstand; Leckagen verringern die Filtrationsleistung erheblich.
- Masken allein reduzieren in Haushalten mit infizierten Personen die Infektionsraten nicht signifikant, weder beim reinen Fremdschutz (die infizierte Person trägt eine Maske) noch in Kombination von Selbst- und Fremdschutz (Infizierte und Nicht-Infizierte tragen Masken).
- eine signifikante Abnahme von Influenzasymptomen konnte lediglich in Verbindung mit Handhygiene bzw. beim Zusammenleben auf engstem Raum in Zelten nachgewiesen werden

Die Ausführungen im Positionspapier zur Fremdschutzwirkung von Masken zeigen damit zwar eine Vergleichbarkeit von geeigneten Alltagsmasken mit chirurgischen Masken auf, eine Fremdschutzwirkung ist aber nur für den Extremfall des Zusammenlebens in Zelten in Kombination mit Masken für den Selbstschutz belegt, so dass die Wirkung nicht einmal eindeutig dem Fremdschutz zugeordnet werden kann und auch eine Kontaktübertragung nicht ausgeschlossen ist. Eine allgemeine Aussage zum Fremdschutz im öffentlichen Raum wie die in der Stellungnahme der DGP („*Nicht-medizinische, aus Stoffen hergestellte Masken, haben einen Fremdschutz-effekt*") lässt sich daraus keinesfalls ableiten. Die Zusammenfassung der DGP gibt damit zum Fremd-schutz durch Alltagsmasken im öffentlichen Raum nicht(!) die in der Stellungnahme vorgestellten Studienergebnisse wieder.

Im Anschluss an die Ausführungen zum Fremd-schutz befasst sich das Positionspapier mit der Selbstschutzwirkung von Masken. Die einzige Studie zum Selbstschutz, die die Autoren der Stellungnahme zum damaligen Zeitpunkt finden konnten, war eine Studie mit Mitarbeitern im Gesundheitswesen. Dort führte die konsequente Verwendung einer Stoffmaske, die allerdings nur eine Filterleistung von 3% hatte, zu einer höheren Infektionsrate als die konsequente Verwendung einer chirurgischen Maske bzw. die Verwendung einer chirurgischen Maske nach eigener Einschät-zung. Die Autoren nennen als Gründe für das höhere Infektionsrisiko der Stoffmasken durch Feuchtigkeit bedingte bessere Lebensbedingungen für Viren, mehrfache Benutzung und ungenügende Reinigung bei mehrfachem Gebrauch. Im Anschluss äußert die DGP die Vermutung, dass Stoffmasken mit höherer Filtrationsleistung eine bessere Selbstschutzwirkung erzielen könnten. Die Stellung-nahme führt zur Effektivität von Masken im Selbst-schutz aus:

„Generell kommen große randomisierte Studien zum Ergebnis, dass N95- oder FFP-Masken die viralen Infektionen beim Träger im Vergleich zu den einfacheren chirurgischen Masken nicht signifikant senken können [32 – 36], im Vergleich mit Kohorten, die gar keine Maske tragen, verringern sie aber die Infektionsraten [34]." (Die hier unter [34] als Beleg genannte Studie ist übrigens ein systematischer Review zum Effekt von Masken bei Mitarbeitern im Gesundheitswesen[4].)

Insgesamt lässt sich zum Selbstschutz also festhalten:

— FFP- und chirurgische Masken unterscheiden sich nicht signifikant beim Schutz des Maskenträgers vor viralen Infektionen
— der Nachweis einer verringerten Infektionsrate bei Maskenträgern bezieht sich auf die klinische Anwendung durch Pflegepersonal
— Stoffmasken können bei unsachgemäßer Handhabung das Infektionsrisiko erhöhen

Eine belegte Selbstschutzwirkung von Masken bezieht sich nur auf medizinische Masken im Gesundheitswesen, die Verwendung von Alltagsmasken – ebenfalls im Gesundheitswesen – führte sogar zu einem erhöhten Infektionsrisiko (wenn

---

[4] Offeddu V, Yung CF, Low MSF et al. Effectiveness of Masks and Respirators Against Respiratory Infections in Healthcare Workers: A Systematic Review and Meta-Analysis. Clin Infect Dis 2017; 65: 1934–1942

auch bei sehr geringer Filterleistung der Alltags-maske), so dass diese für Alltagsmasken im Gesundheitswesen(!) allenfalls vermutet werden kann, damit aber für Masken im öffentlichen Raum noch lange nicht wahrscheinlich ist. Insofern besteht auch hier keine Übereinstimmung der Studienergebnisse mit der Zusammenfassung in der Stellungnahme der DGP:

„Ein Selbstschutzeffekt [von nicht-medizinichen aus Stoffen hergestellten Masken] *ist wahrscheinlich, in klinischen Studien jedoch noch nicht belegt."*

Fazit: Während die Zusammenfassung für All-tagsmasken im öffentlichen Raum(!) den Nachweis des Fremdschutzes und die Wahrscheinlichkeit eines Selbstschutzes behauptet, zeigt die Stellung-nahme selbst auf, dass sogar chirurgische Masken in gemeinsamen Haushalten mit Infizierten keinen Fremdschutzeffekt haben bzw. dass ein Selbst-schutzeffekt allenfalls vermutet werden kann – noch dazu im Gesundheitswesen, wo das Zusam-mentreffen mit infizierten Personen bei deutlich engerem Kontakt erheblich häufiger stattfindet als im gemeinsamen Haushalt mit einer infizierten Person, oder im öffentlichen Raum, wo ein solches Zusammentreffen eher die Ausnahme ist.

Unter der Überschrift „Maskeneinsatz bei Patienten mit kardialen oder pulmonalen Vorerkrankungen" geht das Positionspapier der DGP kurz auf die Bedeutung des Totraums ein, sieht aber angesichts eines (angeblich) sehr geringen Totraums bei den damals empfohlenen Alltagsmasken für gesunde Erwachsene kein gesundheitliches Risiko:

„Beim Einsatz von Mund-Nasenmasken sind hier zwei Mechanismen von Bedeutung:
1. Erhöhung des Totraumvolumens: Dies setzt voraus, dass ein zusätzlicher Teil der Atemluft bei der Atmung keinen Austausch mit der Raumluft erfährt. Das zusätzliche Volumen, welches sich zwischen der Maske und dem Gesicht des Maskenträgers befindet, ist bei den nun empfohlenen Mund-Nasenmasken sehr gering, da sie eng am Gesicht aufliegen. Dieser zusätzliche Totraum ist bei sonst gesunden Erwachsenen zu vernachlässigen. Bei Kindern ist er relativ zur Minutenventilation gesehen größer, hier sollte vor allem darauf geachtet werden, dass die Masken keinen zusätzlichen Totraum (Hohlkörper vor dem Gesicht) bieten."

Während am Ende des Positionspapiers in einer der Kernaussagen nochmals darauf hingewiesen wird, dass bei Patienten mit Herz-/ Lungenerkrankungen unter bestimmten Bedingungen eine Blutgasanalyse durchgeführt werden sollte, fehlt dort jeglicher Hinweis, bei Kindern darauf zu achten, dass die Masken keinen „Hohlkörper vor dem Gesicht" böten.

6.2 Stellungnahme vom Januar 2021
FFP- und chirurgische Masken in der Bevölkerung

Am 26.01.2021 erfolgte eine weitere Stellungnahme der Deutschen Gesellschaft für Pneumologie zum Tragen von FFP- und chirurgischen Masken für die Bevölkerung[26], in der die DGP die Verpflichtung zum Tragen von medizinischen Masken, also insbesondere FFP- und OP-Masken, in öffentlichen Verkehrsmitteln und Geschäften *„als wirkungsvollen Schritt zum Infektionsschutz"* begrüßte. Medizinische Masken haben gegenüber nicht-medizinischen Masken, deren Filtrationsleistung – wie im vorherigen Kapitel gezeigt – aufgrund der unterschiedlichen Materialien sehr variieren kann und die bei verbesserter Filterleistung in der Regel einen höheren Atemwiderstand haben, in der Tat einen Vorteil.

Allerdings – und das ist entsprechend der Zusammenfassung am Ende der diesbezüglichen Stellungnahme der DGP in der medialen und politischen Wahrnehmung weitgehend unberücksichtigt geblieben und wird auch in diesem Positionspapier nicht weiter thematisiert – waren weder die Schutzwirkung der nicht-medizinischen noch der medizinischen Masken in dieser Allgemeingültigkeit in Studien nachgewiesen worden, hatte doch die Stellungnahme der DGP anlässlich der Verwendung von Stoffmasken in der Bevölkerung eine Reduzierung des Infektionsrisikos lediglich bei ungewöhnlich eng (mit Infizierten in Zelten) zusammenlebenden Menschen bzw. bei medizinischem Personal aufgezeigt.

Mit anderen Worten: Der Nutzen von medizinischen wie nicht-medizinischen Masken hatte nicht einmal für gemeinsame Haushalte mit Infizierten nachgewiesen werden können, noch weitaus überflüssiger sind Masken dann aber im öffentlichen Raum. Durch die verpflichtende Einführung von medizinischen Masken entfiel jedoch für diejenigen, die um den nicht vorhandenen Schutzeffekt der Alltagsmasken im öffentlichen Raum wussten, die Möglichkeit, die verordneten Vorgaben durch Stoffmasken aus Materialien, die die Atmung möglichst wenig belasten, zu erfüllen.

Die Bedeutung des Totraums kommt in dieser Stellungnahme der DGP nur noch als Verweis auf die in der zuvor vorgestellten Stellungnahme behandelte Problematik bei Personen mit Herz-/Lungenerkrankungen vor, bei denen auch hier zu einer Blutgasanalyse geraten wird. Schwerpunkt dieser zweiten Positionierung der DGP liegt allerdings auf den Anforderungen an eine optimale Maske. Eine ideale Maske habe eine hohe Filterleistung des Maskengewebes für respirable Partikel, einen geringen Luftwiderstand des Maskengewebes und einen guten Abschluss am Gesicht mit geringer Leckage bei Ein- und Ausatmung, da z. B. bereits eine Leckage, die lediglich 1 % der Filterfläche ausmache, die Filterleistung auf etwa 50 % reduziere. Die DGP kommt am Ende ihrer Stellungnahme zu folgenden, im vorliegenden Kontext relevanten Aussagen:

„1. Die DGP begrüßt grundsätzlich die Initiative der Regierung, den Infektionsschutz durch das Tragen qualitativ guter Masken zu verbessern.
2. FFP-Masken und chirurgische Masken wurden zu anderen Zwecken entwickelt und stellen für den Eigen- und Fremdschutz der Bevölkerung gegenüber infektiösen Aerosolen einen Kompromiss dar.
[...]
4. Alle Masken können bei falscher Handhabung (unzureichende Anpassung) und daraus resultierenden Leckagen erheblich an Filterleistung verlieren. Deshalb müssen Masken eng auf der Gesichtshaut anliegen. Auf Masken mit Exspirationsventil sollte verzichtet werden.
[...]"

Das Positionspapier befasst sich ausführlich mit der Filterleistung speziell von FFP-Masken, die bereits aufgrund der Kriterien ihrer Norm zu Filterleistung und erlaubter Leckage den momentan *„bestmöglichen Selbstschutz vor der Inhalation virenhaltiger Aerosole"* darstellen würden. Problematisch sei es aber, so die Experten der DGP, dass *„durch inkorrekte Handhabung bzw. Anwendung und mangelhafte Passform keine ausreichende Schutzwirkung erzielt"* werde. Die Entwicklung von neuartigen und wiederverwendbaren Stoffmasken mit vorgeformter Trichterform, die sich – ähnlich den FFP-Masken – *„den Konturen des Gesichtes annähert"*, könnte zu einer Alternative zu FFP-Masken für die Bevölkerung führen.

Da chirurgische Masken in der Regel eine eher unsichere Abdichtung zum Gesicht hin hätten, seien sie weniger gut geeignet, die Übertragung von SARS-CoV-2 zu unterbinden. Die Stellungnahme verweist in diesem Zusammenhang auf eine Studie, die auch in der Meta-Studie zu den unerwünschten Nebeneffekten von Masken erwähnt wird:

„Die einzige während der aktuellen Corona-Pandemie durchgeführte randomisierte Interventionsstudie zur Effektivität von chirurgischen Masken konnte keine Reduktion der Infektionsrate durch chirurgische Masken feststellen [32].[5]"

Da in dieser Studie keine Differenzierung zwischen Selbstschutz und Fremdschutz erfolgte, konnte für chirurgische Masken auch in Bezug auf SARS-CoV-2 somit weder beim Selbstschutz noch beim Fremdschutz eine Schutzwirkung nachgewiesen werden, was sich mit den Ergebnissen aus der früheren Stellungnahme der DGP deckt. Besonders aufschlussreich wird das Ergebnis der Studie in Verbindung mit den bereits zwei Seiten zuvor

---

[5] Bundgaard, H. *et al.* Effectiveness of Adding a Mask Recommendation to Other Public Health Measures to Prevent SARS-CoV-2 Infection in Danish Mask Wearers. *Ann. Intern. Med.* (2020) doi:10.7326/m20-6817.

gemachten Ausführungen der Stellungnahme zum Infektionsschutz durch FFP-Masken:

„Die klinischen Daten zur Effektivität von FFP-Masken für den Infektionsschutz des Trägers sind durchaus bescheiden. Frühere vergleichende Studien vor der COVID-Pandemie konnten keine Überlegenheit von FFP-Masken gegenüber chirurgischen Mund-Nasen-Masken hinsichtlich der Infektionsrate bei unterschiedlichen Infektionskrankheiten zeigen[1819]*"*

Da sich also FFP-Masken und chirurgische Masken den soeben angeführten Studien[6] zufolge in ihrem Selbstschutzeffekt nicht unterscheiden (nicht einmal in der klinischen Anwendung und trotz schlechterer Passform letzterer), für chirurgische Masken andererseits weder ein Fremd- noch ein Selbstschutzeffekt nachweisbar ist, folgt zwingend, dass auch FFP-Masken keinen Selbstschutz vor einer SARS-CoV-2-Infektion bieten.

Dennoch empfiehlt die Deutsche Gesellschaft für Pneumologie *„aufgrund der höheren Filtrations-*

---

[6] Loeb, M. *et al.* Surgical mask vs N95 respirator for preventing influenza among health care workers: A randomized trial. *JAMA - J. Am. Med. Assoc.* (2009) doi:10.1001/jama.2009.1466. und
Smith, J. D. *et al.* Effectiveness of N95 respirators versus surgical masks in protecting health care workers from acute respiratory infection: A systematic review and meta-analysis. *CMAJ* (2016) doi:10.1503/cmaj.150835.

leistung bei Kontakt mit einer mit SARS-CoV2 infizierten Person" auch für medizinisches Personal das Tragen einer FFP-Maske oder eines höherwertigen Atemschutzes, was auch den Vorgaben des RKI entspräche, wobei sie diese Empfehlung nach eigenem Bekunden einzig auf die bessere Filterleistung von FFP-Masken stützt.

Trotz dieser mehr als „bescheidenen" Resultate zur Effektivität von Mund-Nasen-Bedeckungen, d. h. trotz nachgewiesener Unwirksamkeit aller Maskentypen beim Selbst- und Fremdschutz im medizinischen Kontext, in häuslicher Gemeinschaft mit Infizierten und erst recht im öffentlichen Raum (wie auch die oben erwähnte einzige Interventionsstudie während der aktuellen Corona-Pandemie bestätigt), begrüßt die Deutsche Gesellschaft für Pneumologie und Beatmungsmedizin e.V. (DGP) *„die Initiative von Bund und Ländern, Mund-Nasen-Bedeckungen als wirkungsvollen Schritt zum Infektionsschutz mit in den Vordergrund zu stellen"*, allerdings nicht verbunden mit einer Empfehlung, sondern verbunden mit der Pflicht zum Tragen von Masken im öffentlichen Raum sowie bei Missachtung mit Ausschluss und Bußgeldern sanktioniert.

6.3
Maskenpflicht trotz fehlenden Nutzens

Zwar konnte die Deutsche Gesellschaft für Pneumologie für medizinische und geeignete nicht-medizinische Masken eine gute Filterleistung und auch eine Reduzierung der Ausbreitung von Aerosolen in sagittaler Ebene aufzeigen, dennoch sind die epidemiologischen Auswirkungen von Masken sehr begrenzt, wie in den Positions-papieren der DGP ebenfalls festgestellt wird, nämlich auf das Zusammenleben auf engstem Raum ohne Möglichkeit der Absonderung infizierter Personen bzw. die Verwendung als Selbstschutz bei medizinischem Personal. Aus den guten Filter-leistungen eines Materials kann offensichtlich nicht einfach eine Reduzierung der Infektionsraten abgeleitet werden. Denn neben der Leckage, die die Filterleistung des Materials im Ergebnis deutlich senken kann, ist auch das Vorhandensein von abzufilternden Partikeln notwendige Voraus-setzung, damit eine Maske ihre Wirkung entfalten kann. Wo keine Partikel sind, kann auch die beste Maske mit der höchsten Filterleistung die Zahl der Partikel nicht weiter reduzieren. Wo es nichts zu filtern gibt, erzielen Masken mit unterschiedlicher Filterleistung auch keine unterschiedlichen Ergeb-nisse.

In einer Studie, die bereits in den Jahren 2013 bis 2016 durchgeführt worden war, wurde die Ausatemluft von 246 Patienten einer Klinik in Hongkong mit respiratorischen Symptomen auf Viren (Influenza-, Rhino- und humane Coronaviren) in ausgeatmeten Atem und Husten untersucht[27], um die potenzielle Wirksamkeit von chirurgischen Gesichtsmasken zur Verhinderung der Übertragung der Atemwegsviren zu bestimmen. Die Autoren kommen im Diskussionsteil ihrer Arbeit zu folgender Schlussfolgerung:

„Unsere Ergebnisse deuten darauf hin, dass die Aerosolübertragung eine mögliche Übertragungsart für Coronaviren sowie Influenzaviren und Rhinoviren ist. [...] Unsere Ergebnisse deuten darauf hin, dass chirurgische Masken die Emission von Influenzaviruspartikeln in die Umwelt in Atemtröpfchen wirksam reduzieren können, nicht jedoch in Aerosolen. [...] Wir haben auch die Wirksamkeit von chirurgischen Masken zur Verringerung des Coronavirus-Nachweises und viraler Kopien in großen Atemtröpfchen und in Aerosolen nachgewiesen (Tabelle 1b). Dies hat wichtige Auswirkungen auf die Kontrolle von COVID-19, was darauf hindeutet, dass chirurgische Gesichtsmasken von kranken Menschen verwendet werden könnten, um die Weiterübertragung zu reduzieren."

Die Studie zeigt die Möglichkeit auf, Infektionen mit Coronaviren durch große Atemtröpfchen und Aerosole durch chirurgische Masken für Erkrankte zu verhindern, die Infektionsrate also zu reduzieren. Allerdings bezieht sich diese Möglichkeit der

Studienanordnung zufolge erst einmal nur auf Personen mit Symptomen einer akuten Atemwegserkrankung, keineswegs auf alle Menschen im öffentlichen Raum.

Während die Fähigkeit chirurgischer Masken, die Zahl abgegebener Tröpfchen und Aerosole zu reduzieren, aufgrund der bestehenden Filtereigenschaften nicht weiter überraschend ist, brachte die Studie auch eine Erkenntnis, mit der die Autoren wohl nicht gerechnet hatten:

„Die Haupteinschränkung unserer Studie war der große Anteil der Teilnehmer mit nicht nachweisbarem Virusauswurf im ausgeatmeten Atem für jedes der untersuchten Viren. Wir hätten die Probenahmedauer über 30 Minuten hinaus erhöhen können, um die gefangene Virusabscheidung zu erhöhen, auf Kosten der Akzeptanz bei einigen Teilnehmern."

Dieses Ergebnis ist angesichts der hohen Sammelleistung des eingesetzten Sammelgerätes und der Sammeldauer von 30 Minuten je Probe erstaunlich, geht man doch gemeinhin davon aus, das Patienten mit einer akuten Atemwegserkrankung und einer hohen Viruskonzentration in den oberen Atemwegen wahre „Virenschleudern" sind. Sie sind es offensichtlich nicht. Im Endeffekt konnten die chirurgischen Masken nur bei einer Minderheit von Proben aus der Ausatemluft erkrankter Personen eine ohnehin tendenziell niedrige Konzentration abgegebener Viren weiter reduzieren, wobei die Vermehrungsfähigkeit der abgegebenen Viren erst noch zu klären wäre.

Dieses Untersuchungsergebnis deckt sich mit den Ergebnissen der epidemiologischen Studien, die eine signifikante Senkung der Infektionsraten durch Masken eben nicht feststellen konnten. Es lässt darauf schließen, dass die Masken in den epidemiologischen Studien trotz ihrer guten Filterleistung keine signifikante Schutzwirkung hatten, weil die Viruskonzentration in der ausgeatmeten Luft schlicht zu gering ist. Für das Infektionsgeschehen kann die Übertragung durch ausgeatmete Aerosole und Tröpfchen offensichtlich vernachlässigt werden, die Übertragung erfolgt vor allem durch Kontakte. Dies deckt sich auch mit den Studienergebnissen, in denen Mund-Nasen-Bedeckungen einen signifikanten Effekt auf die Infektionsraten einzig in Kombination mit Hand-hygiene hatten, ohne diese jedoch wirkungslos blieben. Allenfalls für medizinisches Personal als Selbstschutz im täglichen Kontakt mit kranken Personen bzw. im kombinierten Fremd- und Selbstschutz bei engstem Zusammenleben können Masken die Infektionsraten – wie in den Stellung-nahmen der DGP und der Studie aus Hongkong gezeigt – signifikant senken, möglicherweise weil die Maske auch das Risiko einer Kontaktinfektion über die Hände reduzieren kann. Die Wirksamkeit von Mund-Nasen-Bedeckungen, gleichgültig welch-er Art, als Schutz vor Übertragung infektiöser

Aerosole für jeden Bürger im öffentlichen Raum konnte bisher wissenschaftlich nicht nur nicht nachgewiesen werden, sie ist aufgrund der wissenschaftlichen Daten höchst unwahrscheinlich!

Die Reduzierung des Infektionsschutzes auf eine optimale Maskenqualität und Passform in den Zusammenfassungen der Stellungnahmen der DGP unterstellt eine ausreichende Virenkonzentration in der zu filternden Luft, die den eigenen Ausführungen (Ergebnisse der epidemiologischen Studien) zufolge nicht gegeben ist. Auf dieser Basis eine Empfehlung zum Tragen von Masken auszusprechen bzw. eine Verpflichtung zu medizinischen Masken für jeden Bürger im öffentlichen Raum zu begrüßen, ist nicht nur unwissenschaftlich, sondern gesundheitsgefährdend, wenn Nutzen und Risiken nicht einmal ansatzweise gegeneinander abgewogen werden. Dies gilt umso mehr, als die Stellungnahmen der DGP für Dritte wie z. B. den Verband Deutscher Betriebs- und Werksärzte wegweisend und entscheidungsrelevant sind.

Kapitel 7
Faktencheck und Co.

In ihrer Stellungnahme vom 20.05.2020 erklärte die Deutsche Gesellschaft für Pneumologie, dass Alltagsmasken und OP-Masken gesundheitlich unbedenklich seien, weil sie u. a. nicht dicht anliegen würden. Die in den folgenden Abschnitten vorgestellten Faktenchecks argumentieren wesentlich auf dieser Basis. In derselben Stellungnahme hatte die DGP auch auf die Bedeutung der Leckage zwischen Gesicht und Maske hingewiesen, die die Filtrationsleistung – und damit die Schutzwirkung – erheblich senken würde.

Wenn die gesundheitliche Unbedenklichkeit von Alltagsmasken aber auf ihre Leckage zurückgeführt wird, dann wird die behauptete Schutzwirkung von Masken, die lediglich für medizinisches Personal oder beim Zusammenleben auf engstem Raum überhaupt eine signifikante Reduzierung der Infektionsrate erzielen konnten, noch fragwürdiger, ein potentieller Nutzen der Alltagsmasken im öffentlichen Raum noch geringer – und gesundheitliche Risiken werden relevanter!

7.1 BILD-Ratgeber vom 21.04.2020
Warnungen vor Atem-Masken für Kinder

Seit Beginn der Corona-Pandemie und der Verpflichtung zum Tragen von Mund-Nasen-Bedeckungen gibt es Stimmen, die vor den gesundheitlichen Schäden durch das regelmäßige und lange Tragen von Mund-Nasen-Bedeckungen warnen. Bild.de berichtet in seinem Beitrag vom 21.04.2020 mit dem Titel „Sind Atem-Masken für Kinder gefährlich?"[28], dass in den sozialen Medien gewarnt werde, Kindern selbstgenähte Atemschutzmasken aufzusetzen:

„Über WhatsApp und in den sozialen Medien werden aktuell Nachrichten verbreitet, die davor warnen, Kindern – insbesondere kleinen – selbstgenähte Atemschutzmasken aufzusetzen. Denn unter den Masken würde sich zu viel CO2 sammeln, das Kinder dann wieder einatmeten. Angeblich könne das zu Atemlähmungen führen. Für Kinder unter 12 Jahren seien die Masken ungeeignet. Für unter 6-Jährige sogar gefährlich."

Bild.de fragte dazu den Kinder- und Jugendarzt Dr. Michael Achenbach. Dieser hält die Sorgen der Eltern für nachvollziehbar, aber in der Regel unbegründet, solange die Masken nicht dicht abschließen:

„Ich denke, man kann da in der Regel komplett Entwarnung geben. Gerade die selbstgenähten Masken sind ja so konzipiert, dass der Stoff vor Nase und Mund sitzt und davor schützen soll, dass beim Husten oder Niesen die Tröpfchen beziehungsweise das Aerosol nach außen dringen oder auch andersherum nicht in die Atemwege gelangen. Die Atemluft gelangt dagegen über die

Seiten der Maske nach innen. Besorgte Eltern können also darauf achten, dass von dort genügend Luft zum Atem reinkommt. Komplett geschlossene Masken wie beispielsweise Staubschutzmasken aus dem Baumarkt würde ich für Kinder dagegen nicht unbedingt empfehlen."

Achenbach erläutert weiter, dass die Luft unter der Maske, also das Tot- oder Totraumvolmen der Maske, nur wenige Milliliter betrage und im Verhältnis zum Atemzugvolumen auch bei einem Kind ausreiche. Was der Kinderarzt unter „wenige Milliliter" versteht und woher er diese Information hat, bleibt unklar:

„Ganz prinzipiell reicht die Luft unter einer Maske – egal welcher, denn das sind nur wenige Milliliter – nicht einmal für einen einzigen normalen Atemzug. Ein Erwachsener atmet dabei jedes Mal im Schnitt ungefähr einen Liter Luft ein und auch wenn das bei Kindern mit ihren kleineren Lungen deutlich weniger ist, brauchen sie dennoch viel mehr Luft als die, die sich unter einer Maske sammeln kann. Es findet folglich immer ein Austausch mit der Luft außerhalb der Maske statt, sodass die Gefahr eines CO2-Staus unter der Maske ausgeschlossen werden kann. Schließlich ist es Stoff und kein luftundurchlässiges Plastik!"

Die Formulierung „deutlich weniger" als ein Liter (bzw. 500 ml in Ruhe) Atemzugvolumen ist angesichts der Tatsache, dass kleine Kinder nur ein

Atemzugvolumen von 60-90 ml haben und selbst bei Jugendlichen das Atemzugvolumen mit 250 ml nur etwa 50 % des Atemzugvolumens eines Erwachsenen beträgt, eindeutig irreführend, zumal der Totraum der Masken eben nicht nur wenige Milliliter ausmacht.

Von der in der Einleitung des Faktenchecks genannten Gefahr der Atemlähmung ist im Interview mit dem Kinderarzt allerdings nicht die Rede, stattdessen von Luftnot. Die Gefahr eines Erstickens, weil Kinder nicht merken würden, wenn sie zu wenig Luft bekämen, wird vom Kinderarzt verneint. Im Falle von Luftnot könnten sich auch kleine Kinder die Maske selbstständig vom Gesicht ziehen, zumal sie derzeit ohnehin nicht ohne Begleitung mit Masken unterwegs seien:

„Sie als aufmerksamer Erwachsener würden es auch sofort mitbekommen. Die Kinder gehen im Moment doch ohnehin nicht allein raus zum Einkaufen oder fahren ohne Begleitung mit öffentlichen Verkehrsmitteln, wo die Masken getragen werden sollen."

Zusammengefasst: Der Beitrag kommt im Interview mit einem Kinderarzt zu dem Ergebnis, dass Masken auch für Kinder unter 12 Jahren geeignet und keineswegs gefährlich seien, solange sie an den Rändern offen seien und genügend Luft nach innen gelangen könne. Aus diesem Grunde will der Kinderarzt Staubschutzmasken wie FFP2-Masken ausdrücklich nicht empfehlen. Auch stelle Luftnot kein Problem dar, da sich Kinder im Falle von Luftnot die Maske einfach abziehen würden. Die Gefahr einer CO_2-Narkose (Bewusstlosigkeit) durch zu viel Kohlendioxid in der eingeatmeten Luft mit der Gefahr einer Atemlähmung (ohne Luftnot) kommt dem Mediziner in diesem Zusammenhang nicht in den Sinn, da er eine gefährdende Rückatmung von Kohlendioxid für Alltags- und OP-Masken prinzipiell ausschließt. Mit dieser subjektiven und völlig unbelegten Einschätzung steht der Kinderarzt (und damit auch der BILD-Ratgeber) allerdings im Widerspruch zu den schon seit vielen Jahren bekannten Studienergebnissen.

7.2 dpa-Faktencheck vom 08.05.2020
Rückatmung von CO_2 unter OP-Masken

Unter dem Titel „Doktorarbeit über OP-Masken von 2005 verneint Atemnot und Sauerstoffmangel" wurde dazu am 08.05.2020 auf dem Presseportal der Deutschen Presse-Agentur (dpa) ein Artikel als Faktencheck[29] veröffentlicht, der sich auf die Dissertation zur Rückatmung von CO_2 unter OP-Masken von Ulrike Butz bezieht.

Entgegen der Überschrift im dpa-Artikel, der die Unbedenklichkeit von OP-Masken suggeriert, indem lediglich auf verneinte Atemnot und Sauerstoffmangel abgestellt wird, relativiert Butz die Ergebnisse ihrer Dissertation:

„Die Messzeit von 30 Minuten und der bestehende Versuchsaufbau führten zu keiner signifikanten Steigerung der Atmung im Sinne einer kompensatorischen Hyperventilation. Es darf jedoch angenommen werden, dass die Effekte in der täglichen Klinikroutine ausgeprägter ausfallen würden: Die Operationsmasken werden häufig sehr viel länger getragen als dies in der vorliegenden Studie geschah. Des weiteren wurde die Studie an normal atmenden Personen im Ruhezustand gemessen. Bei körperlicher Arbeit und psychischer Anspannung wird die Atmung aktiviert, was zu einer stärkeren Rückatmung von CO_2 und wiederum zu einer Erhöhung der CO_2-Konzentration im Blut des OP-Personals führen könnte." (vgl. Kap. 4.1)

Butz warnt ausdrücklich vor den Einschränkungen verschiedener Hirnfunktionen bei einer erhöhten CO_2-Konzentration und fordert in der Zusammenfassung ihrer Versuchsergebnisse explizit weitere Studien zu diesem Thema:

„Da Hyperkapnie verschiedene Hirnfunktionen einschränken kann, soll diese Studie Hersteller von chirurgischen Operationsmasken aufrufen, Filtermaterialien mit höherer Permeabilität für Kohlendioxid zu verwenden. Dies sollte dazu führen, dass eine verminderte Akkumulation und Rückatmung von Kohlendioxid bei medizinischem Fachpersonal gewährleistet wird. Solange muss der Einsatzbereich der OP-Masken kritisch diskutiert und

definiert werden, um unnötige Tragezeiten zu vermeiden. (S.43)"

Der dpa-Artikel selbst bestätigt zwar eine Erhöhung des CO_2-Gehaltes im Blut durch das Tragen einer OP-Maske, auf die Gefahren bzw. möglichen Auswirkungen einer Hyperkapnie geht er jedoch nicht ein:

„Bundesweit müssen die Menschen in Geschäften sowie in Bussen und Bahnen wegen des Coronavirus Mund und Nase bedecken. Kritiker der Masken bezeichnen das als Unsinn, zum Teil halten sie den Mundschutz für gefährlich. Häufig beziehen sie sich in ihrer Argumentation auf eine rund 15 Jahre alte Doktorarbeit von der Technischen Universität München. Demnach atme man angeblich schon unter einfachen OP-Masken viel zu viel Kohlendioxid (CO2) aus dem eigenen Atem wieder ein, daher komme es zu schnellerer Atmung oder zu Unregelmäßigkeiten beim Herzschlag
(http://dpaq.de/EQUPI).
BEWERTUNG: Richtig ist, dass die Testpersonen einen etwas erhöhten CO2-Gehalt im Blut hatten, jedoch zeigten sich weder ein unregelmäßiger Herzschlag noch eine beschleunigte Atmung. Das bestätigte aktuell die Autorin der Arbeit.
FAKTEN: Die Dissertation, um die es geht, trägt den Titel "Rückatmung von Kohlendioxid bei Verwendung von Operationsmasken als hygienischer Mundschutz an medizinischem Fachpersonal" (http://dpaq.de/v49jx). Sie wurde 2004 von Ulrike

Butz an der TU München eingereicht. Für ihre Versuche hatte die Medizinerin zwei Arten von handelsüblichen und seinerzeit in Krankenhäusern verwendeten OP-Masken genutzt.

Die Ergebnisse der Doktorarbeit allerdings sind andere, als sie gern von Mundschutz-Kritikern verbreitet werden. Diese behaupten zum Beispiel unter Verweis auf die Forschungsarbeit, dass Testpersonen bereits nach etwa 30 Minuten Symptome für Sauerstoffmangel gezeigt hätten – das Gegenteil ist der Fall. Es heißt explizit über die Testpersonen, die eine OP-Maske trugen: "Eine kompensatorische Erhöhung der Atemfrequenz oder ein Abfall der Sauerstoffsättigung wurde dabei nicht nachgewiesen. (S. 43)"

In ihrer Arbeit äußert sich Butz dazu ausführlicher:

„Eine Zunahme der Atemfrequenz als hyperkapnischer Kompensationsmechanismus, wie sie in vorausgegangenen Studien (57) beschrieben wurde, konnte in dieser Studie nicht bestätigt werden. Eine mögliche Erklärung könnte eine kompensatorische Erhöhung des Atemminutenvolumens sein. Dieser Effekt konnte anhand dieser Pilotstudie nicht weiter untersucht werden, da hierbei ein anderer Versuchsaufbau erforderlich sein würde.

Auch stellt sich die Frage, ob die vorangegangene Studie auch deshalb einen signifikanteren Effekt auf die Atmung zeigte, weil das dabei untersuchte Patientenkollektiv bereits höheren Lebensalters war, während bei der vorliegenden Studie jüngere

Probanden in mittlerem Fitnesszustand untersucht wurden. Aufgrund von physiologischen Veränderungen beim ausdauertrainierten Organismus (17, 34) und pathophysiologischen Variablen während des Alterungsprozesses (62, 69) kann davon ausgegangen werden, dass sich die Effekte entsprechend diskreter zeigen, desto besser die allgemeine Anpassungsfähigkeit des Körpers ist, für welche das Lebensalter, körperliche Gesundheit und der Trainingszustand eine Rolle spielen." (S.35)

Im Faktencheck des dpa-Presseportals heißt es weiter:

„Auch beim Herzschlag gab es keine signifikante Erhöhung oder Verringerung (S. 31).
Was die Tests allerdings tatsächlich gezeigt haben: eine Erhöhung von Kohlendioxid im Blut der Versuchspersonen. "Das ausgeatmete CO_2 konnte nur teilweise durch die OP-Masken entweichen, dadurch kam es unter den Masken zu einer Akkumulation von CO_2", heißt es in der Arbeit. "Dieser Effekt führte zu dem Ergebnis, dass die Probanden Luft einatmeten, deren CO_2-Gehalt höher war als derjenige, der umgebenden Raumluft." (S. 35) Nachdem die Maske entfernt wurde, fielen die Werte wiederum rasch auf den Ausgangswert ab (S. 32).
Die Deutsche Presse-Agentur sprach am 4. Mai 2020 mit der Autorin der Dissertation. Die heutige Unfallchirurgin Ulrike Butz sagte der dpa: "Man kann aus der Arbeit keine gesundheitlichen Be-

84

einträchtigungen ableiten. Das wäre unseriös." Sie verwies auf das Ergebnis der Doktorarbeit, nach dem sie schon damals weitere Studien auf diesem Gebiet forderte, um die Auswirkungen von OP-Masken auf den menschlichen Körper zu erforschen. "Mir geht es darum, dass man diese wissenschaftlichen Daten nicht in falsche Zusammenhänge setzt", so Butz.

Um die aktuell geltende Maskenpflicht einzuhalten, braucht es allerdings gar keine OP-Masken. Schon einfache Stofflagen über Mund und Nase reichen aus. Dass ein selbstgenähter Mundschutz zu einem erhöhten CO2-Anteil im Blut des Trägers oder der Trägerin führen könne, wurde bereits von mehreren Ärzten widerlegt. Demnach ist CO2 ein Gas, das nicht im Stoff hängen bleibt. Mit jedem Atemzug komme wieder ausreichend frische, sauerstoffreiche Luft in die Lungen, sagt zum Beispiel der Sprecher des Berufsverbandes der Kinder- und Jugendärzte, Jakob Maske (http://dpaq.de /ONjX7)."

Für die Behauptung des dpa-Faktenchecks, es sei bereits von mehreren Ärzten widerlegt worden, dass ein selbstgenähter Mundschutz zu einem erhöhten CO_2-Anteil im Blut des Trägers führen könne, weil die Luft nicht im Stoff „hängen bleibe", führt der Artikel allerdings keine nachprüfbaren Belege an, insbesondere keine Studien. Exemplarisch erläutert nur der Sprecher des Berufsverbandes der Kinder- und Jugendärzte, dass wegen der Luftdurchlässigkeit des Stoffes mit jedem Atemzug *„ausreichend frische, sauer-*

stoffreiche Luft in die Lungen" komme, was jedoch nur eine Aussage zum Sauerstoffgehalt der eingeatmeten Luft, nicht aber zu ihrem Kohlendioxidanteil ist, auf den sich der dpa-Beitrag in den vorangegangenen Sätzen bezogen hatte.

Auf die Gefahren oder Symptome einer deutlich erhöhten Kohlendioxidkonzentration im Blut von möglicherweise bereits gesundheitlich beeinträchtigten Maskenträgern bei deutlich längerer Tragedauer als 30 Minuten hinzuweisen, falls der eine oder andere eben nicht nur Stoffmasken verwenden sollte, sah sich der dpa-Faktencheck nicht veranlasst. Denn auch wenn Butz sagt, dass es unseriös sei, aus ihrer Arbeit gesundheitliche Beeinträchtigungen durch das Tragen von Masken abzuleiten, so hat sie gesundheitliche Gefahren dadurch keineswegs ausgeschlossen und dementsprechend auf die Notwendigkeit weiterer Studien auf diesem Gebiet hingewiesen. Ebenso wenig lässt sich aus dem Umstand, dass in der Versuchsanordnung ein Abfall der Sauerstoffkonzentration nicht festgestellt werden konnte, schließen, dass längere Tragezeiten als 30 Minuten nicht doch noch zu einer Sauerstoff-Unterversorgung führen könnten.

Zusammenfassend lässt sich daher feststellen, dass der dpa-Faktencheck die Dissertation in seiner Überschrift auf nicht festgestellte Atemnot und Sauerstoffmangel reduziert, während das eigentlich Ziel der Dissertation, nämlich der Nachweis erhöhter CO_2-Konzentrationen im Blut aufgrund von CO_2-Rückatmung unter den nicht(!) dicht anliegenden OP-Masken, im Titel keine Beachtung findet. Innerhalb des Beitrags wird die von Kritikern der Masken behauptete CO_2-Rückatmung dann allerdings eingeräumt, die Möglichkeit daraus resultierender Gefahren jedoch einfach beiseite geschoben.

7. 3 dpa-Faktencheck vom 10.09.2020
Indirekter Beleg für CO_2-Vergiftung durch Masken bei Kindern

Ein dpa-factchecking mit dem Titel „Video belegt keine C02-Vergiftung durch Masken" [30] vom 10.09.2020 befasst sich mit einem im Internet kursierenden Video, in dem bei der Messung der Luft unter einer Maske mit einem CO_2-Messgerät innerhalb kurzer Zeit erhöhte Kohlendioxidwerte erreicht werden. Es kommt gleich zu Beginn zu folgender Bewertung:

„Die Messung in dem Video ist irreführend. Zum einen macht die Luft unter der Maske nur einen Bruchteil der Luft aus, die man einatmet. Außerdem ist das Messgerät nicht für diesen Einsatzzweck gedacht. Das Tragen einer Mund-Nasen-Bedeckung ist für gesunde Menschen grundsätzlich unbedenklich und führt nicht zu einer CO2Vergiftung."

Nachfolgend erklärt Professor Uwe Pliquett vom Institut für Bioprozess- und Analysemesstechnik, dass Probleme bei der Messung entstehen, wenn das Messgerät auf die hohen Werte der Aus-atemluft schnell, auf die niedrigen Werte der mit

Frischluft vermischten Einatmenluft jedoch viel langsamer reagiert, so dass sich ein sehr hoher, aber unrealistischer Wert ergäbe. Außerdem könnten die Ergebnisse bei den meist verwendeten einfachen Infrarot-Sensoren durch die höhere Luftfeuchtigkeit und den erhöhten Druck unter der Maske verfälscht und um 10 bis 20 Prozent erhöht angezeigt werden. Da mit der Möglichkeit verfälschter Ergebnisse jedoch noch nicht bewiesen ist, dass die gemessenen Werte auch tatsächlich falsch sind, wird der ausgewiesene Fachmann für Messtechnik abschließend noch zum gesundheitlichen Aspekt von Masken zitiert:

„«Wenn das tödlich wäre, würde medizinisches Personal im Operationssaal schon nicht mehr leben», erklärt Pliquett. «Die arbeiten schließlich seit vielen Jahren mit Mundschutz.»"

Woraus der Beitrag schließlich folgert, dass nicht zu befürchten sei, dass das Tragen eines Mundschutzes gesundheitsschädlich sein könne, da ja nicht tödlich...

Von gleicher wissenschaftlicher Qualität ist die Einschätzung der Deutschen Atemwegsliga in diesem Beitrag, die lediglich für Patienten mit chronischer Atemschwäche die Möglichkeit eines Anstiegs des Kohlendioxidgehalts und der Atemarbeit sieht. Bei OP-Masken und Alltagsmasken sei ein Anstieg des Kohlendioxidgehaltes unwahrscheinlich, da diese Masken nicht völlig dicht abschließen würden. Auch bei FFP2- und FFP3-

Masken sei ein bedrohlicher Anstieg des CO_2-Gehaltes im Blut unwahrscheinlich.

Neben dem bekannten, aber unzutreffenden Argument der fehlenden Dichtheit bei OP- und Alltagsmasken erklärt die Atemwegsliga einen Anstieg des Kohlendioxidgehalts darüberhinaus auch für die dichter abschließenden FFP2- und FFP3-Masken für – *„unwahrscheinlich"*. Worauf sie diese Einschätzung stützt, bleibt offen. Ein derartiger Beleg ist nach Ansicht des Faktenchecks wohl nicht erforderlich, schließlich handelt es sich um die Einschätzung von „Experten".

Damit lässt sich festhalten: Selbst wenn Messfehler aufgrund eines ungeeigneten Messgerätes grundsätzlich nicht völlig ausgeschlossen werden können, so ist die abschließende Bewertung des dpa-Faktenchecks, Masken seien für gesunde Menschen unbedenklich und führten zu keiner CO_2-Vergiftung, im Beitrag äußerst dürftig „belegt", nämlich lediglich mit einer Folgerung der gesundheitlichen Unbedenklichkeit aus fehlenden Todesfällen und einer Abschätzung von Wahrscheinlichkeiten! Dies genügt nicht ansatzweise den Qualitätsanforderungen, die der Faktencheck seinerseits an die bewertete Studie stellt.

Höchst aufschlussreich ist dagegen das von Professor Pliquett angeführte Beispiel zur Bedeutung des Totraums oder Totvolumens einer Maske, dessen ganze Tragweite von dpa-factchecking und

ARD-faktenfinder sehr wahrscheinlich nicht begriffen, vielleicht auch absichtlich unterschlagen wurde:

„«Das Video ist irreführend, da der CO2Spiegel der tatsächlich konsumierten Einatemluft nicht gemessen wird», erklärte Professor Uwe Pliquett vom Institut für Bioprozess- und Analysenmesstechnik in Heilbad Heiligenstadt der Deutschen Presse-Agentur auf Anfrage. Wesentlich sei das sogenannte Totvolumen unter der Maske, also die Menge an Luft, die nicht ausgetauscht wird. Wenn es sich hier nur um einige Milliliter handelt, sei dies bei einem Volumen von beispielsweise einem Liter pro Atemzug unerheblich. «Dann liegt der mittlere CO2Wert der Einatemluft bei etwa 0,1 bis 0,2 Prozent, je nachdem, wie viel CO2 in der Umgebungsluft ist.»"

Wenn nun, wie Pliquett in seinem Beispiel erklärt, bereits ein Totraum oder -volumen von nur einigen Millilitern bei einem Atemzugvolumen von einem Liter zu einem mittleren CO_2-Wert der Einatemluft von 0,1 bis 0,2 Prozent führt, dann ist genau dies eine Bestätigung der in der Studie gemessenen und deutlich überhöhten Kohlendioxidkonzentrationen unter den Masken der Kinder. Zwar ist ein Atemzugvolumen von einem Liter unter Belastung für einen Erwachsenen durchaus möglich, im Ruhezustand beträgt es jedoch nur 500 ml. Damit steigt aber der Anteil der Luft aus dem Totraum der Maske an der insgesamt eingeatmeten Luft und infolgedessen auch die Kohlendioxidkonzentration der eingeatmeten Luft insgesamt deutlich an und kann – wenn man den Ausführungen Pliquetts folgt – auch Werte erreichen, die dann, also in Ruhe bei einem Atemzugvolumen von 500 ml, über dem noch als unbedenklich eingestuften Grenzwert von 0,2 Prozent liegen würden!

Das Atemzugvolumen eines Kindes ist noch deutlich geringer. Entsprechend hoch und drastisch über den Grenzwerten würden dann der Darstellung Pliquetts zufolge aber auch die mittleren CO_2-Werte der eingeatmeten Luft liegen!

7.4 CORRECTIV vom 05.10.2020

Die verstorbene Schülerin

Anfang September 2020 war eine 13-jährige Schülerin auf der Heimfahrt im Schulbus zusammengebrochen und im Krankenhaus verstorben. Die Internetseite von „CORRECTIV – Recherchen für die Gesellschaft" meldete am 05. Oktober 2020 in einem Faktencheck unter der Überschrift „Bisher keine Beweise dafür, dass eine Schülerin wegen des Tragens einer Maske gestorben ist"[31], dass eine erste Obduktion die Todesursache nicht hatte klären können, so dass von der Staatsanwaltschaft eine weitere Obduktion beauftragt worden war. Auch die zweite Obduktion brachte offenbar keine genaueren Erkenntnisse, denn CORRECTIV berichtete, dass für ein Fremdverschulden keine Anhaltspunkte bestünden und es nach Ausführungen der rechtsmedizinischen Sachverständigen keine Hinweise auf einen ursächlichen Zusammenhang zwischen dem Tragen einer Mund-Nasen-Bedeckung und dem Todeseintritt gäbe, da nach Auskunft der Staatsanwaltschaft *„ein normal getragener Mund-Nasen-Schutz auch nicht zu einer übermäßigen Ansammlung von Kohlenstoffdioxid wie beispielsweise bei einer Rückatmung aus einer Tüte führe, da eine Maske seitlich offen und der Stoff teilweise luftdurchlässig sei."*

Wie u. a. bereits 2005 die Dissertation von Butz zu den OP-Masken gezeigt hat, liegt aber auch hier wieder eine falsche Vorstellung zugrunde, denn auch OP-Masken schließen nicht dicht ab und sind teilweise luftdurchlässig. Dies schließt eine übermäßige Ansammlung von Kohlendioxid hinter der Mund-Nasen-Bedeckung der Schülerin (noch dazu in einer womöglich kohlendioxidreichen Umgebungsluft im vollbesetzten Schulbus) eben nicht aus. Wenn die rechtsmedizinischen Sachverständigen die Möglichkeit einer übermäßigen Ansammlung von Kohlendioxid hinter der Maske der Schülerin allerdings per se ausschließen, ist es sehr wahrscheinlich, dass sie die Untersuchungen zur Todesursache auch gar nicht in diese Richtung durchführten!

7.5 CORRECTIV vom 07.12.2020
Gesundheitsgefahren durch Masken

Mit dem Beitrag „Nein, das Tragen einer Maske führt nicht zu Sauerstoffmangel bei Kindern"{32} äußerte sich am 07.12.2020 der Faktencheck „CORRECTIV" zu immer wieder kursierenden Meldungen, die vor den Gesundheitsgefahren eines Mund-Nasen-Schutzes warnten. So sei in einem Facebook-Beitrag vom 05.10.2020 behauptet worden, das Tragen eines Mund-Nasen-Schutzes reduziere die Frischluftzufuhr, besonders bei Kindern und Kleinkindern, weil eine Maske den Totraum stark vergrößere. Gleich zu Beginn kommt CORRECTIV zu folgender Bewertung:

„Größtenteils falsch. Das Tragen eines Mund-Nasen-Schutzes bewirkt laut Experten einen geringen Atemwiderstand und kaum eine Erweiterung des Totraums. Weder für Kinder noch Erwachsene droht ein Sauerstoffmangel."

Die Autorin beruft sich auf die Aussagen mehrerer Experten, die CORRECTIV per E-Mail erhalten habe: Burkhard Rodeck, Generalsekretär der Deutschen Gesellschaft für Kinder- und Jugendmedizin (DGKJ) und Chefarzt am Christlichen Kinderhospital Osnabrück, Dominic Dellweg, Chefarzt der Abteilung Pneumologie und Intensivmedizin in der Lungenfachklinik Kloster Grafschaft in Schmallenberg, Till Reckert, Kinderarzt und stellvertretender Vorsitzender des Berufsverbands der

Kinder- und Jugendärzte (BVKJ) in Baden-Württemberg und Wolfgang Straff, Arzt und Leiter des Fachgebiets Umweltmedizin und gesundheitliche Bewertung im Umweltbundesamt.

Dellweg und Rodeck erklären beide, dass der Totraum durch den nicht dicht anliegenden und luftdurchlässigen Mund-Nasen-Schutz nur teilweise vergrößert werde, genügend CO_2 entweichen und genügend Frischluft eingeatmet werden könne. Dies sei bei den abgedichteten FFP2-Masken anders, bei denen der Totraum vergrößert werde. Der bei FFP2-Masken erhöhte Atemwiderstand müsse durch verstärkte Atemarbeit ausgeglichen werden, was bei längerer Tragedauer zu Symptomen wie z. B. Kopfschmerzen führen könne. Abgesehen von FFP2-Masken würden alle Masken nur eine geringe Erhöhung des Atemwiderstandes bewirken (was aber nicht allgemein zutrifft, da der Atemwiderstand vom verwendeten Material der Alltagsmaske abhängt, vgl. S. 66) und kaum eine Erhöhung des Totraumes. Im weiteren Verlauf geht der Beitrag von CORRECTIV auf das Verhältnis von Totraumvolumen und Atemzugvolumen ein:

„Bezogen auf Erwachsene wird auf dem Bild auf Facebook behauptet, sie würden in Ruhe 640 Milliliter Luft einatmen. 150 Milliliter davon seien eigenes Totraumvolumen, und eine Maske würde ein zusätzliches Totraumvolumen von 80 Millilitern erzeugen.

Durch diese Totraumvergößerung werde dann die Frischluftzufuhr von Erwachsenen um 16 Prozent reduziert. "

(640 ml – 150 ml = 490 ml Frischluft ohne Maske; 80 ml von 490 ml = 0,16 = 16 % weniger Frischluft mit Maske)

Nach Angaben von CORRECTIV widersprechen Experten auch hier. Während Pliquett, Experte aus dem dpa-factchecking mit dem Titel „Video belegt keine C02-Vergiftung durch Masken" (Kap. 7.3) exemplarisch ein Atemzugvolumen von einem Liter ansetzt, um die geringe Relevanz eines zusätzlichen Totraumvolumens durch eine Maske zu verdeutlichen, korrigiert Reckert das Atemzugvolumen eines Erwachsenen im Ruhezustand auf 500 ml statt der bei Facebook angegebenen 640 ml, 150 ml eigenes Totraumvolumen seien korrekt.

Dann aber kommen die Experten auf den Totraum des MNS zu sprechen:

„Was den zusätzlichen Totraum hinter einem MNS angeht, so erläutern uns mehrere Experten, dass er deutlich kleiner sei, als die auf dem geteilten Bild behaupteten 80 Milliliter. Realistisch seien fünf bis zehn Milliliter, sagen sowohl Wolfgang Straff, als auch der Pneumologe Dominic Dellweg. "

Zum Vergleich: 5 ml sind etwa das Fassungsvermögen eines Teelöffels! Der Totraum hinter einem MNS wäre demnach „realistischerweise" gerade einmal so groß wie das Fassungsvermögen von 1 bis 2 Teelöffeln, übrigens einer reinen „Annahme" der Experten, wie aus dem weiteren Verlauf des Beitrags hervorgeht:

„Unter dieser Annahme verringere sich die Frischluftzufuhr durch einen MNS bei Erwachsenen beispielsweise nur um zwei Prozent, so Dellweg".

Mit dieser „Annahme" eines Totraums von max. 10 ml hinter der Maske (anstatt des vom Kinderarzt Janzen gemessenen Volumens von mindestens 30ml, durchschnittlich 50-70 ml und maximal 120 ml bei einer FFP2-Maske mit Ventil oder der in der Studie experimentell gemessenen 98 – 168 ml bei N95-Masken, vgl. Kap. 3) wird dann auch die Reduzierung der Frischluftzufuhr bei Kindern um 32 % und bei Kleinkindern um 61 % „widerlegt":

„Weiter wird auf dem auf Facebook geteilten Bild behauptet, das Tragen eines MNS reduziere (durch die angebliche Totraumvergößerung von 80 Millilitern) die Luftzufuhr bei Kindern um 32 Prozent und bei Kleinkindern um 61 Prozent.
Für den Totraum hinter einem MNS gilt bei Kindern jedoch dasselbe wie für Erwachsene: Er liegt zwischen fünf und zehn Millilitern."

Wenn aber der tatsächliche Totraum der Masken bei Kindern im Durchschnitt 50 bis 70 ml beträgt, je nach Art der Maske und Form bzw. Größe des Gesichts, bei FFP2-Masken sogar 120 ml betragen kann, dann ist die bei Facebook angegebene Totraumvergrößerung von 80 ml deutlich realistischer als die von Dellweg „angenommenen" 5 bis 10 ml und die Luftzufuhr ist tatsächlich drastisch reduziert.

Wohl zum Nachweis einer bisher nicht vorhandenen wissenschaftlichen Qualität ihres Beitrages weist die CORRECTIV-Autorin schließlich darauf hin, dass es − entgegen der Behauptung auf Facebook − sehr wohl Studien zu Masken bei Kindern gebe:

„Im Dezember 2019 wurde beispielsweise eine Studie veröffentlicht, die sich mit der Sicherheit und dem Komfort von Masken bei Kindern beschäftigt: „A randomised clinical trial to evaluate the safety, fit, comfort of a novel N95 mask in children" (Deutsch: Eine randomisierte klinische Studie zur Bewertung der Sicherheit, des Sitzes und des Komforts einer neuartigen N95- Maske [Anm. d. Red.: medizinische Maske] bei Kindern).
Auch 2011 erschien eine Studie mit dem Titel „Facemask Use by Children During Infectious Disease Outbreaks"[33] (Deutsch: Verwendung von Gesichtsmasken durch Kinder bei Ausbrüchen von Infektionskrankheiten)."

Allerdings untermauern die angeführten Studien die Ansichten und Annahmen der zu Wort gekommenen Experten nicht, wie der Leser des Faktenchecks vielleicht vorschnell meint. Im Gegenteil.

Die Studie von 2019 wurde bereits in Kap. 4.3 vorgestellt. Die dort verwendeten, in der Größe den

Kindern angepassten N95-Masken sollten die Kinder vor Luftverschmutzung schützen und hatten ein Ausatemventil. Die in der Studie gefolgerte Sicherheit bzgl. der Rückatmung von CO_2 hatte die Studie gerade nicht nachgewiesen. Auch entsprechen N95-Masken den FFP2-Masken, der Faktencheck behandelt aber Masken für Kinder, deren gesundheitliche Unbedenklichkeit daraus abgeleitet wird, dass sie, anders als FFP2-Masken, nicht dicht anliegen. Darauf wird im Beitrag von den Experten auch explizit hingewiesen.

Die zweite Studie aus dem Jahre 2011 wurde ebenfalls in der Meta-Studie zu unerwünschten Nebeneffekten (Kap. 4) berücksichtigt und bietet lediglich einen Überblick über die zur Thematik verfügbare Literatur. Darüber hinaus kommt der Autor zu dem ihn offensichtlich beunruhigenden Ergebnis, dass nur wenig über die physiologischen und psychologischen Belastungen bekannt sei, die den Kindern durch das Maskentragen entstehen:

„Ein Überblick über die verfügbare Literatur zur Verwendung von Gesichtsschutzmasken durch Kinder zum Schutz vor infektiösen Erregern der Atemwege zeigt, dass es nur relativ wenige Artikel gibt, die sich speziell mit diesem Thema befassen, obwohl sie in jüngster Zeit bei Ausbrüchen (z. B. schweres akutes respiratorisches Syndrom, Grippepandemie) verwendet wurden. Über die physiologischen und psychologischen Belastungen, die diese Geräte mit sich bringen, und über die

Fähigkeit der Kinder, sie richtig zu benutzen und zu tolerieren, ist wenig bekannt. Dieser Artikel befasst sich mit den unzähligen Problemen, die mit der Verwendung von Gesichtsschutzmasken durch Kinder verbunden sind, in der Hoffnung, das Personal des öffentlichen Gesundheitswesens, das medizinische Fachpersonal und die Familien über die Grenzen und die damit verbundenen Risiken aufzuklären, und in der Hoffnung, die dringend benötigte Forschung voranzutreiben."

Keine der beiden Studien ist auf die im Faktencheck vorliegende Situation übertragbar. Sie stehen daher auch nicht im Widerspruch zu der von CORRECTIV kritisierten Aussage auf Facebook, es gäbe diesbezüglich keine Studien.

Die Leichtfertigkeit und Sorglosigkeit im Umgang mit Masken bei Kindern verdeutlicht die folgende Aussage des Sprechers des Berufsverbandes der Kinder- und Jugendärzte im CORRECTIV-Beitrag:

„Bei Kindern auf einer Krebsstation etwa ist das ganz alltäglich, dass sie eine Maske tragen. Das war noch nie ein Anlass zur Sorge", erklärt Michael Achenbach, Mediziner und Sprecher des Berufsverbandes der Kinder- und Jugendärzte (BVKJ), der DPA für einen Faktencheck vom 14. Oktober."

Immerhin sollen die Masken auf den Kinderkrebsstationen die immungeschwächten, kranken Kinder vor einer gefährlichen Infektion z. B. mit

Krankenhauskeimen schützen, dienen also dem Selbstschutz der Kinder. In Abwägung mit den Risiken der Masken könnten diese in diesem Zusammenhang möglicherweise durchaus eine Berechtigung haben. Dass die Masken nach Ansicht des Experten noch nie einen Anlass zur Sorge boten, ist allerdings kein wirkliches Indiz für Unbedenklichkeit, denn dass bereits gezielt nach möglicherweise schädlichen Nebenwirkungen gesucht worden wäre, ist nicht erkennbar. Auch Asbest gab lange Zeit keinen Anlass zur Sorge...

Immerhin erwähnt die Autorin des CORRETIV-Beitrages, dass die Deutsche Gesellschaft für Kinder- und Jugendmedizin im Einklang mit der WHO für Kleinkinder vom Tragen einer Maske abrät. Diese Grenzen würden vom Gesetzgeber auch beachtet:

„Die DGKJ schreibt: „Im Kleinkindalter raten wir vom Maskentragen ab, die Kinder können damit nicht sinnvoll umgehen. Auch im Grundschulalter sollte es keinen Maskenzwang geben."
Die WHO empfiehlt grundsätzlich erst ab einem Alter von 12 Jahren das Tragen einer Maske, Kinder bis fünf Jahren sollten demnach in keinem Fall eine Mund-Nase-Bedeckung tragen. Konkret heißt es dazu von der WHO: „Das basiert auf der Sicherheit und dem allgemeinen Interesse des Kindes und der Fähigkeit, eine Maske mit minimaler Unterstützung angemessen zu verwenden." Für Kinder zwischen

sechs und elf Jahren wird das Tragen unter bestimmten Umständen empfohlen.

In Deutschland sind die Regelungen je nach Bundesland unterschiedlich, gelten jedoch immer frühestens ab dem Schulalter. [...]"

Die Erfahrungen der letzten Monate mit den verschiedenen Maßnahmen zur Pandemiebekämpfung haben gezeigt, dass sich gesetzliche Regelungen immer wieder ändern und ob dabei die Empfehlungen der WHO und der DGKJ Berücksichtigung finden, ist mindestens ungewiss. Ein Maskenzwang für Grundschulkinder in der Schule ist z. B. in NRW längst Realität, ebenso wie eine Pflicht zu dicht abschließenden FFP2-Kindermasken denkbar ist, von denen die in den Faktenchecks zu Wort gekommenen Ärzte allesamt explizit abrieten. In öffentlichen Verkehrsmitteln und im Wartebereich dazu – und damit für viele Kinder und Jugendliche auf dem täglichen Schulweg – gab es eine FFP2-Maskenpflicht bereits.

7.6 AFP Deutschland vom 08.01.2021
Der Kinderarzt Eugen Janzen

In einem Faktencheck mit dem Titel „Nein, dieser Kinderarzt belegt keine Gefahren für Kinder durch Masken" vom 08. Januar 2021 beschäftigte sich AFP Deutschland[34] mit einem Video des Kinderarztes Eugen Janzen, das dieser im Dezember 2020 bei Youtube veröffentlicht hatte:

„Tausende Facebook-User haben seit Mitte Dezember die Versuchsergebnisse eines Kinderarztes verbreitet, wonach Mund-Nasen-Bedeckungen zu einem gefährlichen Anstieg von Adrenalin im Körper von Kindern führen sollen. Seine Versuchsergebnisse durchliefen allerdings kein wissenschaftliches Verfahren. Führende Experten und Expertinnen auf dem Gebiet der Kinder- und Hormon-Medizin widersprechen den Behauptungen des Kinderarztes, der seine Ergebnisse in dem Video präsentierte. Masken führen demnach weder bei Erwachsenen noch bei Kindern zu solchen Effekten."

Die von AFP befragten Endokrinologen, Kinder- und Jugendmediziner sowie ein Pneumologe bemängelten unabhängig voneinander formale und inhaltliche Probleme bei Janzens Experiment. Die Beobachtungen ließen sich nicht ohne weiteres auf das Tragen von Masken zurückführen, da Adrenalin- und Noradrenalin-Werte im Körper von zahlreichen Faktoren beeinflusst würden. Im Artikel heißt es:

„AFP hat zum Thema mit Dr. med. Burkhard Rodeck [Anm.: vgl. Kap. 7.5] gesprochen, Generalsekretär der Deutschen Gesellschaft für Kinder und Jugendmedizin (DGKJ) und Leiter der Kinder-Gastroenterologie am Christlichen Kinderhospital Osnabrück.
Er hält erst einmal grundlegend fest: Ein Zusammenhang zwischen diesem normalen Prozess und gesundheitlichen Gefahren durch die Gefäßerweiterung gebe es nicht. Nur eine Überschreitung

von Normbereichen stelle ein Risiko dar. Masken jedenfalls führten nicht dazu: "Ich habe da eine Mathearbeit oder vielleicht bin ich gestresst durch die Maske und habe deshalb eine etwas höhere Adrenalinausschüttung", erklärte er in einem Telefonat mit AFP am 17. Dezember 2020. Um eine gefährliche Vasodilatation zu erzeugen, bräuchte es aber einen Grad an Adrenalinausschüttung, wie ihn etwa nur ein Tumor auslösen könne."

Gemäß Dr. Rodeck stellt nur eine Überschreitung des Normbereiches von Adrenalin (bzw. Noradrenalin) ein gesundheitliches Risiko dar – dies ist so einfach allerdings nicht. Masken führten nicht zu einer Überschreitung des Normbereichs, sondern vielleicht zu einer etwas erhöhten Adrenalinausschüttung, so die Meinung Dr. Rodecks. Belege oder gar Studien für die Aussage werden nicht benannt. Die Problematik von zwar chronisch erhöhten, aber noch innerhalb des Normbereichs liegenden Adrenalin- und Noradrenalinwerten, wie sie sich als Folge des stundenlangen, regelmäßigen Maskentragens der Kinder in der Schule ergeben könnten, ist dem Kinderarzt offensichtlich nicht bewusst. Gesundheitliche Auswirkungen von chronisch niederschwellig wirkenden Schadstoffen sind insbesondere aus der Umweltmedizin jedoch gut bekannt.

AFP gibt im Folgenden die Aussage von Prof. Dr. Angela Hübner wieder:

„Das bestätigte auch Prof. Dr. Angela Hübner, Leiterin des Fachbereiches Endokrinologie und Diabetologie an der Klinik für Kinder- und Jugendmedizin am Universitätsklinikum Carl-Gustav Carus in Dresden auf AFP-Anfrage am 7. Januar 2021: "Wir kennen eine längerfristige und deutliche Erhöhung von Adrenalin und verwandten Stresshormonen nur bei Kindern, die bestimmte Tumore haben, wie beispielsweise ein Phäochromocytom." Dabei handelt es sich um eine Erkrankung des Nebennieremarks, wo Adrenalin gebildet wird, erklärte Hübner.

Das Tragen von Masken führe nicht zu solch einer kritischen Adrenalin-Ausschüttung: "Es ist in keiner Weise vorstellbar, dass das Tragen einer Maske zu Erhöhungen der Stresshormone in diesem Ausmaß führen könnte", sagte Hübner."

Prof. Hübner stellt also fest, dass eine längerfristige und deutliche Erhöhung von Stresshormonen nur bei Kindern mit bestimmten Tumoren bekannt sei und es nicht vorstellbar sei, dass Masken zu einer Erhöhung in diesem Ausmaß führen könnten – also reines Nicht-Wissen und fehlendes Vorstellungsvermögen als Beleg von AFP für eine angeblich nicht bestehende Gefährdung.

Auch Prof. Dr. Dr. Matthias Kroiß äußert sich kritisch zu Janzens Experiment:

„Prof. Dr. Dr. Matthias Kroiß, Sprecher des Beirats der Sektion Nebenniere der Deutschen Gesellschaft

für Endokrinologie und Oberarzt am Münchner Ludwig-Maximilians-Universitätsklinikum sieht Janzens Experiment ebenfalls kritisch. "Die Messung von Adrenalin und Noradrenalin im Urin ist starken Schwankungen unterworfen", schrieb er am 18. Dezember in einer E-Mail an AFP. Die Veränderungen könnten auch an körperlicher Aktivität oder der Tageszeit liegen."

Die erhöhten Messwerte für Adrenalin und Noradrenalin könnten also auch andere Gründe haben als das Tragen einer Maske, so Prof. Kroiß. Dies schließt jedoch das Maskentragen als Ursache keineswegs aus!

AFP schreibt weiter:

„Die drei Expertinnen und Experten sind sich einig, dass Janzens unveröffentlichter Versuch nicht den wissenschaftlichen Standards für eine Veröffentlichung standhält. Weder sei klar, welche Methoden Janzen bei der Laboranalyse verwendete, noch habe der Kinderarzt gezeigt, wann, wie und welche Masken er und die getesteten Kinder getragen hatten."

Halten wir also fest: Das nicht als wissenschaftliche Arbeit veröffentlichte Experiment Janzens hält nicht den wissenschaftlichen Standards einer Veröffentlichung stand. Die erhöhten Adrenalin- und Noradrenalin-Werte könnten auch andere Gründe als das Tragen von Masken haben. Ein gesundheitliches Risiko bestünde zudem erst bei einer

Überschreitung des Normbereiches. Es sei unvorstellbar, dass das Tragen von Masken zu einer Erhöhung in einem solchen Ausmaß führen könne, dies sei nur von einem speziellen Tumor bekannt.

Dass das Experiment Janzens nicht die Standards für eine wissenschaftliche Veröffentlichung erfüllt, ist wenig verwunderlich, es war auch gar nicht sein Anliegen. Monatelang warb er für die Durchführung einer Studie, die die von ihm gemessenen Werte bestätigen könnte, erhielt dafür von seinen Fachkollegen jedoch wenig Unterstützung. Im Oktober 2020 sollte schließlich an der Universität Witten-Herdecke eine Studie zu Adrenalin- und Noradrenalin bei maskentragenden Kindern durchgeführt werden. Ausrüstung aus Spendenmitteln und freiwillige Versuchspersonen standen bereit, die Studie wurde seitens der Universität jedoch wieder abgesagt.

Auch die von AFP Deutschland befragten Experten und Expertinnen zeigen – zumindest in dem Artikel – wenig Interesse an der Klärung der von Janzen vorgebrachten Vermutung eines (wie auch immer gearteten) gesundheitlichen Risikos durch das Tragen einer Maske. Die Gefahr einer gesundheitlichen Schädigung der Kinder durch stundenlanges Tragen von Masken an vielen Tagen der Woche haben die Experten mit ihren Mutmaßungen jedenfalls nicht ausschließen können. Da ist der Arbeitsschutz deutlich weiter: er hat immerhin eine Gefährdung der Beschäftigten durch

Kohlendioxid erkannt und Maßnahmen zum Schutz der Beschäftigten benannt. Bei den Kindern begnügt man sich angesichts einer völlig neuartigen Situation unter Verweis auf fehlende Daten mit Nicht-Wissen:

„Studien oder Adrenalin-Schwellenwerte für maskentragende Kinder gibt es nicht. Das bestätigen Rodeck, Hübner, Kroiß. Auch eine AFP-Suche auf Google Scholar ergab kein Ergebnis. [...] Auch Rodeck sagte zum Ergebnis, das Janzen als "Beweis" für den "Schaden der Masken" bezeichnete: "Natürlich kriege ich durch Stress eine erhöhte Adrenalinausschüttung. Das weiß man und muss es nicht beweisen. Ob es Effekte auf die Gesundheit hat, hat Janzen nicht gezeigt."

Und Dr. med. Dominic Dellweg, Chefarzt für Pneumologie und Intensivmedizin am Fachkrankenhaus Kloster Grafschaft und Mitglied der Deutschen Gesellschaft für Pneumologie und Beatmungsmedizin, verweist im AFP-Beitrag ohne Beachtung der Dissertation von Butz auf fehlende Daten, obwohl er ja nicht ganz Unrecht hat, schließlich führte Butz ihre Studie mit Erwachsenen und nicht mit gesunden Kindern durch:

„Es fehlt bisher jeder Beweis, dass es bei gesunden Kindern durch das Tragen einer Maske zu einem über die Norm erhöhten CO_2-Wert im Blut kommt. Das wäre aber die Voraussetzung für Janzens Kausalität."

In einem früheren Faktencheck von November 2020, so AFP, hatte Dellweg bereits erklärt:

„Die Maske stellt einen zusätzlichen Widerstand für unsere Atmung dar, das heißt, unsere Atemmuskeln, hauptsächlich unser Zwerchfell, müssen sich mehr anstrengen, um die Luft durch die Maske zu atmen. Diese vermehrte Anstrengung wird über Rezeptoren in den Atemmuskeln dem Gehirn als Luftnot gemeldet, obwohl die Werte für Sauerstoff und Kohlendioxid im Normbereich liegen."

Daraus folgert AFP:

„Anders gesagt: Das Tragen von Masken führt überhaupt nicht zu einem solchen Anstieg von CO_2 im menschlichen Körper, was somit keine gefährlichen Adrenalin-Werte auslösen kann."

Eine unzulässige Verallgemeinerung, denn die von Dellweg beschriebene Situation deckt keineswegs den gesamten Komplex der Atemregulation ab, und eine gefährliche noch dazu, wird doch hier etwas für lange Tragezeiten von Masken bei Kindern und Jugendlichen bestritten, was die Studie von Ulrike Butz bereits 2005 für gesunde Erwachsene nachgewiesen hat: schon nach 30 Minuten einen so deutlichen Anstieg von CO_2 im Blut aufgrund der vermehrten Rückatmung von Kohlendioxid hinter einer OP-Maske, dass sie ausdrücklich weitere Studien zu diesem Thema empfahl und von unnötigen Tragezeiten abriet. Genau diese Rückatmung des Kohlendioxids bzw. die von ihm bei den

Kindern in seiner Praxis beobachteten Beschwerden sind es, die den Kinderarzt Eugen Janzen dazu bewogen, mit seinem Experiment die Notwendigkeit einer Studie zur Auswirkung des Maskentragens bei Kindern zu untermauern.

7.7 ARD-faktenfinder vom 30.06.2021
Studie zu Gesichtsmasken bei Kindern

In einer am 30.06.2021 in „JAMA Pediatrics" als Research Letter veröffentlichten Studie untersuchten die Autoren den Kohlendioxidgehalt hinter den Masken von 45 freiwilligen und gesunden Kindern zwischen 6 und 17 Jahren. In der dazu herausgegebenen Pressemitteilung[35] heißt es:

„Der Kohlendioxidgehalt in der Atemluft steigt bei Kindern unter Gesichtsmasken auf inakzeptabel hohe Werte von über 13.000 parts per million (ppm) schon nach 3 Minuten, fand eine Studie, die heute im renommierten Journal JAMA Pediatrics online publiziert wurde. Das könnte erklären, warum über 68% der Kinder einer großen Befragung der Universität Witten/Herdecke über Nebenwirkungen wie Müdigkeit, Kopfschmerzen, Erschöpfung, und schlechte Stimmung klagen. Denn zu viel Kohlendioxid ist schädlich, wie das Umweltbundesamt schon 2008 feststellte: Mehr als 2.000 ppm (oder 0,2 vol%) sollten nicht in der Atemluft vorhanden sein. In der Atemluft im Freien liegt der Kohlendioxidgehalt bei etwa 400 ppm (0,04 vol%). [...]"

Die Wissenschaftler maßen die CO_2-Werte der Atemluft in Nasennähe in 15 Sekunden-Abständen mit OP- bzw. FFP2-Maske und ohne Maske. Sie erklären die hohen Werte mit dem Totraum der Masken:

„Der Totraum in der Maske ist für Kinder im Verhältnis zu ihrem Gesicht besonders groß. Dort sammelt sich das ausgeatmete Kohlendioxid, mischt sich mit der einströmenden Luft und wird rückgeatmet", erklärt der Arzt und Physiker Andreas Diemer den Vorgang. „Weil bei Kindern der Atemvorgang schneller geht und auch weniger Druck erzeugt, ist gerade bei ihnen das Problem des mangelnden Gas-Austausches besonders groß", sagt Diemer. „Auch Kindermasken lösen das Problem nicht. Solche hatten wir nämlich auch", meint Diemer."

Die Autoren der Studie kritisieren in der Pressemeldung, dass es die Behörden bisher versäumt hätten, die Unbedenklichkeit der den Kindern stundenlang verordneten Gesichtsmasken zu klären:

„Es ist ein Skandal, dass unsere Behörden solche Maßnahmen verordnet haben, ohne auch nur einen Anhaltspunkt für die Unbedenklichkeit von Gesichtsmasken bei Kindern gehabt zu haben. Eigentlich hätte eine solche Studie von Oberschulämtern durchgeführt werden müssen. Aber zwei Schulen, in Blaubeuren und im Landkreis Passau, die auf uns

zugekommen sind, damit wir diese Studie dort durchführen, erhielten von ihren Oberschulämtern ein Verbot, eine solche Studie durchführen zu lassen. Wir hoffen sehr, dass durch unsere Daten etwas mehr Vernunft und Sachlichkeit in die Debatte kommt. Denn das Risiko für ein Kind, an COVID-19 zu erkranken ist wesentlich geringer, als einen psychischen oder körperlichen Schaden durch das Tragen der Masken zu erleiden", meint Hockertz."

Der höchste Kohlendioxidwert wurde mit 25.000 ppm (oder 2,5 % vol%) hinter der Maske eines 7-jährigen Kindes gemessen. Zwar nahm der Kohlendioxidgehalt der Einatemluft mit zunehmendem Alter deutlich ab, doch konnte mit 6.000 ppm (0,6 vol%) als niedrigstem Wert bei einem 15-jährigen Kind immer noch das Dreifache des als gesundheitlich noch unbedenklich eingestuften Grenzwertes von 0,2% gemessen werden.

Die von einer Elterninitiative veranlasste Studie wurde in einem bei „ARD-faktenfinder" veröffentlichten Beitrag vom 08.07.2021 mit dem Titel „Kein Beweis für Maskenschäden bei Kindern"[36] einer Prüfung unterzogen:

„Wieder will eine Studie nachgewiesen haben, dass Kinder durch das Tragen von Atemmasken "höchsten gesundheitlichen Gefahren" ausgesetzt sind."

Das Papier sei ein Lehrbeispiel für Manipulation und methodische Fehler, so der Untertitel weiter. In dem Artikel von Wulf Rohwedder aus der Redaktion des ARD-faktenfinder wird den Verantwortlichen der Studie gleich zu Beginn vorgehalten, sie versuchten offenbar den Eindruck zu erwecken *„ihre Studie sei von einem renommierten Fachjournal überprüft und angenommen worden"*.

Allerdings bestätigt der Beitrag die Veröffentlichung der Studie in dem Journal „JAMA Pediatrics" und stellt auch seinen Ruf als renommiertes Wissenschafts-Journal nicht in Frage. Kritisiert wird lediglich die Art der Veröffentlichung als Research Letter und nicht im Peer-Review-Verfahren. Wie man dem angefügten Link des Beitrags entnehmen kann, ist ein Research Letter ein kurzer Forschungsüberblick und eine durchaus übliche Form der Veröffentlichung, ganz sicher jedoch kein Beleg für mangelnde Qualität. Und auch, wenn (noch) keine Überprüfung durch andere Wissenschaftler im Peer-Review-Verfahren erfolgt ist, so ist kaum vorstellbar, dass ein renommiertes Wissenschafts-Journal wie „JAMA Pediatrics" Beiträge ohne jede eigene Prüfung veröffentlicht. Von daher ist die Formulierung *„Die Autoren versuchen diesmal offenbar den Eindruck zu erwecken, ihre Studie sei von einen renommierten Fachjournal überprüft und angenommen worden"* diffamierend und selbst ein *„Lehrbeispiel für Manipulation"*.

Im weiteren Verlauf tragen die Abschnitte die Überschriften *„Finanzierung aus einschlägiger Quelle"[7]*, *„Bereits peinliche Schlappe für Hauptautor"* und *„Ko-Autoren mit esoterischem Hintergrund"*.

Erst der darauf folgende Abschnitt mit der Überschrift *„Ungeeignetes Messgerät"* befasst sich wieder mit der Studie selbst:

„Der für die Ermittlung der Datenbasis verantwortliche Helmut Traindl hatte bereits im vergangenen Jahr eine ähnliche Untersuchung durchgeführt und dabei ein Gerät verwendet, das nach Angaben des Vertreibers und von Experten hierfür nicht vorgesehen ist.

Dies ist auch bei den aktuell von ihm durchgeführten Messungen der Fall: Das hierfür genutzte System wurde nicht für die Untersuchung von Atemluft, sondern für die Überprüfung medizinischer Inkubatoren entwickelt. Für diese Messung von Atemluft sei es weder geprüft noch zugelassen, erklärte die Vertriebsfirma gegenüber dem ARD-faktenfinder: Die Messung der Atemluft sei zudem ein recht komplexes Thema und könne

---

[7] Der die Studie finanzierende Verein „Mediziner und Wissenschaftler für Gesundheit, Freiheit und Demokratie" (MWGFD) habe bereits mehrfach Falschmeldungen zur Corona-Pandemie verbreitet – dazu ein Link zum Tagesschau-Faktenfinder – und seinen Gemeinnützigkeitsstatus verloren.

von mehreren Faktoren der jeweiligen Person beeinflusst werden."

Entgegen der Überschrift, die aufgrund der angeblich fehlenden Eignung des Messgerätes, das übrigens nicht näher benannt wird, falsch ermittelte Daten suggeriert, äußern die Vertriebsfirmen und Experten lediglich, dass die in den Untersuchungen verwendeten Geräte zu diesem Einsatz *„nicht vorgesehen"* bzw. *„weder geprüft noch zugelassen"* seien. Dass die verwendeten Geräte daher auch ungeeignet sind, haben die Vertriebsfirmen eben nicht bestätigt, eine solche Feststellung lässt sich auch nicht aus den wiedergegebenen Aussagen ableiten. Der mit *„hierfür nicht vorgesehen"* verlinkte Beleg ist seinerseits ein Faktencheck zu einem damals veröffentlichten Video, der bereits in Kap. 7.3 vorgestellt wurde. Die im verlinkten Beitrag geäußerte Kritik an der Art der Messung ist nicht einfach auf die hier vorliegende Studiensituation übertragbar. So kann man der oben wiedergegebenen Pressemeldung zur Kinder-Masken-Studie und dem Versuchsaufbau entnehmen, dass den Autoren die Bedeutung des Totraums ebenso bekannt ist wie der Umstand, dass die gesamte Einatemluft nicht nur die ausgeatmete Luft aus dem Totraum der Maske, sondern auch Umgebungsluft enthält.

Zwar verneint die Zusammenfassung des ARD-Faktenfinders eine von den Masken ausgehende

Vergiftungsgefahr mit Kohlendioxid nicht explizit, hält die gemessenen Werte aufgrund der mangelhaften Qualität der Daten aber auch nicht für bedenklich und sieht keinerlei Notwendigkeit für weitere Untersuchungen mit verbesserter wissenschaftlicher Qualität:

„Zusammengefasst: Die von keinen anderen Wissenschaftlern überprüfte Auftrags-"Studie" basiert auf ungeeigneten Datenerhebungen, die von Beteiligten ohne ausgewiesene Fachkompetenz interpretiert wurden. Die Mehrzahl der Beteiligten hat zudem eine Geschichte von fragwürdigen oder falschen Aussagen in Bezug auf die Corona-Pandemie."

Abgesehen davon, dass die Studie eine Erklärung für eine Vielzahl von z. T. starken Nebenwirkungen des Maskentragens bei Kindern liefern kann, was in der Zusammenfassung geflissentlich übersehen wird, wird der Eindruck erweckt, als handelte es sich bei allen Beteiligten „ohne ausgewiesene Fachkompetenz" um irgendwelche wissenschaftlichen bzw. technischen Laien. Dies ist jedoch keineswegs der Fall. Der Hauptautor der Studie, Harald Walach, ist Professor für Psychologie. Er studierte an der Universität Wien Philosophie und Geschichte der Wissenschaft, wo er auch den Doktorgrad erwarb. Walach ist laut Pressemeldung an der Kinderklinik der Medizinischen Universität Poznan in Polen tätig und Gastprofessor an der Fakultät für Gesundheit der Universität Witten-

Herdecke. Er war u. a. zeitweise Leiter des DMILS-Labors am Institut für Grenzgebiete der Psychologie an der Universität Freiburg, Leiter der Forschungsgruppe zur Evaluation von Komplementärmedizin am Institut für Umweltmedizin und Krankenhaushygiene in Freiburg und Research Professor an der Universität Northampton.[37]

Stefan Hockertz, einer der Ko-Autoren der Studie ist promovierter Biologe und Professor für Toxikologie und Pharmakologie. Er war zeitweise Mitglied der Fraunhofer-Arbeitsgruppe für Toxikologie und Umweltmedizin in Hamburg, Privatdozent an der Universität Hamburg und anschließend Professor für Molekulare Immuntoxikologie und Direktor des Instituts für Experimentelle und Klinische Pharmakologie und Toxikologie des Universitätskrankenhauses Eppendorf. Seit 2004 arbeitet er selbstständig als Geschäftsführer einer von ihm gegründeten Beratungsfirma.[38] Die beiden Ko-Autoren Weikl und Diemer sind Allgemeinmediziner, Diemer ist zudem Diplom-Physiker[39]. Der die CO_2-Messungen durchführende promovierte Ingenieur Dr. Helmut Traindl bietet in seinem Ingenieurbüro für Technischen Umweltschutz, Technische Chemie und Erdwissenschaften in Wien Untersuchungen, Messungen, Analysen und Gutachten zu Boden, Wasser und Luft an[40].
Wieso es sich bei diesen Personen um *„Beteiligte ohne ausgewiesene Fachkompetenz"* handelt, bleibt ein Geheimnis des ARD-Faktenfinders, der in seinem eigenen Beitrag nicht einen einzigen

Experten direkt zu Wort kommen lässt und in fünf seiner insgesamt neun verlinkten Belege nur auf andere Faktenchecks verweist.

7.8
Fazit zu den Faktenchecks

Faktenchecks erheben den Anspruch, Falsch- informationen zur Corona-Pandemie aufzudecken. Zumindest die oben näher betrachteten Beispiele machen deutlich, dass sie diesem Anspruch – vorsichtig formuliert – in nur sehr geringem Maße genügen.

Die Titel der Beiträge stellen mit Ausnahme des ersten allesamt nur auf fehlende Belege für eine Gefährdung bzw. Schädigung ab: „Doktorarbeit über OP-Masken von 2005 verneint Atemnot und Sauerstoffmangel", „Nein, dieser Kinderarzt belegt keine Gefahren für Kinder durch Masken", „Kein Beweis für Maskenschäden bei Kindern", „Video belegt keine CO_2-Vergiftung durch Masken" und „Bisher keine Beweise dafür, dass eine Schülerin wegen des Tragens einer Maske gestorben ist". Aber auch wenn die geäußerte Kritik berechtigt wäre, so ist ein nicht erbrachter Nachweis für gesundheitliche Gefahren noch lange kein Beweis für gesundheitliche Unbedenklichkeit!

In den Beiträgen wird die mangelnde wissen- schaftliche Qualität der kritisierten Arbeiten beanstandet und dazu auf mögliche(!) Fehlerquellen und angebliche Kompetenzdefizite der Autoren verwiesen. Die Faktenchecks führen ihrerseits Experten ohne eigene Belege an, berufen sich zum Beweis auf frühere Faktenchecks und verweisen gelegentlich auf Studien, die die im vorliegenden Sachzusammenhang relevante Aussage gar nicht enthalten. Teilweise erfolgt im Beitrag auch eine Verschiebung der Kernaussage, z. B. von Atemlähmung zu Luftnot oder von CO_2-Rückatmung zu Sauerstoffmangel und Atemnot.

Die Aussagen der Experten, vielfach Mediziner in Führungspositionen, beruhen auf Plausibilitätserklärungen, die einfachsten physikalischen Gesetzen widersprechen, auf reinen Annahmen, die längst widerlegt oder offensichtlich unangebracht sind, und in unverantwortlicher Weise auf eingeräumter Unkenntnis wegen fehlender Daten.

Die von vielen Kindern seit Einführung einer Maskenpflicht in den Schulen geäußerten Beschwerden wie Müdigkeit, Kopfschmerzen, Erschöpfung und schlechte Stimmung, auf die z. B. in der Pressemitteilung zu der in JAMA Pediatrics veröffentlichen Studie hingewiesen wird, bleiben in den Faktenchecks ohne jede Beachtung. An einer Klärung der Ursachen dieser Beschwerden besteht nicht das geringste Interesse, nicht einmal an der Klärung der Todesursache einer offenbar gesunden, maskentragenden 13jährigen Schülerin – solange es nur nicht die Maske war...

Den meisten Eltern, Schulleitern und Lehrern, die im guten Glauben an die Wirksamkeit von Masken

118

als Schutz vor Infektionen den Kindern trotz geäußerter Beschwerden das Tragen der Masken nahelegen bzw. vorschreiben, dürfte angesichts des in den Medien verbreiteten Eindrucks der gesundheitlichen Unbedenklichkeit jeder Art von Mund-Nasen-Bedeckung (abgesehen allenfalls von nicht ausreichend hygienischer Handhabung) nicht klar sein, welchem Risiko sie die Kinder und Jugendlichen durch die Rückatmung von CO_2 aussetzen, wie sie die Dissertation von Ulrike Butz bereits für normal atmende, gesunde Erwachsene schon bei einer Tragedauer von nur 30 Minuten für OP-Masken nachgewiesen hat. Die möglicherweise irreversiblen Schäden einer regelmäßig wiederholt auftretenden Kohlendioxidvergiftung (chronische Kohlendioxidvergiftung), die zusätzlich zu den jeweils akut auftretenden Symptomen entstehen könnten, insbesondere bei Kindern, bei denen die Entwicklung von Nervensystem und Gehirn noch nicht abgeschlossen ist, sind in dieser Betrachtung noch gar nicht berücksichtigt.

Kapitel 8
Masken in der Darstellung der Bundesregierung

In der Kampagne „Zusammen gegen Corona" informiert die Bundesregierung in der Rubrik „Corona-Wissen/Masken"[41] mit Stand vom 23.07.2021 über den möglichen Nutzen von Masken durch eine reduzierte Verbreitung von Viren und die hohe Filterleistung insbesondere von FFP-Masken gegenüber Aerosolen. Unter der Überschrift „Masken tragen dazu bei, dass sich Viren nicht so stark verbreiten" heißt es:

„Trägt ein mit dem Coronavirus infizierter Mensch eine Mund-Nasen-Bedeckung, wird ein Teil der Tröpfchen zurückgehalten und kann sich daher nicht so stark verbreiten wie ohne Schutz."

und unter „Schützt die Maske gegen Aerosole?":

„Alle FFP-Masken müssen geprüft werden und eine unterschiedliche Anzahl an Testaerosolen filtern. FFP1-Masken müssen mindestens 80% der Test-aerosole filtern, FFP2-Masken mindestens 94 % und FFP3-Masken 99 %."

Eine signifikante Reduzierung des Infektionsrisikos im öffentlichen Raum könnte aber höchstens dann erfolgen, wenn Maskenträger tatsächlich infektiös sind (was im obigen Text einfach vorausgesetzt wird) und sich in den zurückgehaltenen Tröpfchen und Aerosolen auch vermehrungsfähige Viren befinden. Die Erkenntnisse aus den epidemiologischen Studien zeigen jedoch, dass diese Voraussetzungen im öffentlichen Raum eben nicht gegeben sind. Die Studien hatten vielmehr gezeigt, dass nicht etwa die Masken, sondern eine verbesserte Handhygiene zur Senkung des Infektionsrisikos (durch Kontakt- oder Schmierinfektion) führte, was auf der Internetseite der Kampagne als positiver „Nebeneffekt" der Maske aufgeführt wird, immer unter der (im öffentlichen Raum eben nicht selbstverständlich gegebenen) Voraussetzung, dass infektiöse und vermehrungsfähige Coronaviren vorhanden sind:

„Ein weiterer möglicher Übertragungsweg des Coronavirus ist die Schmierinfektion. Das Virus gelangt beispielsweise von einem Infizierten auf eine Türklinke und von da an die Hand eines Menschen, der noch nicht infiziert ist. Fasst sich die oder der Betroffene mit der Hand unbewusst an Mund oder Nase, kann das Virus über die Schleimhäute aufgenommen werden. Auch in diesem Fall könnte eine Maske die Wahrscheinlichkeit einer Infektion verringern – dadurch, dass er Trägerin oder Träger daran erinnert, sich nicht mit der Hand ins Gesicht zu fassen."

Dass das Infektionsrisiko im öffentlichen Raum deutlich geringer ist als im medizinischen Bereich, ist der Bundesregierung durchaus bewusst, heißt es doch unter der Überschrift „Kann ich FFP2-Masken wiederverwenden?":

„Im professionellen Bereich des Arbeitsschutzes sind FFP2-Masken Wegwerfprodukte. Grund dafür ist, dass geschultes Personal (etwa im medizinischen oder handwerklichen Bereich) oft einem erhöhten Übertragungsrisiko ausgesetzt ist. Im Alltag sind wir in der Regel allerdings einer geringeren Belastung durch Erreger ausgesetzt. Viele Personen entscheiden sich deshalb im privaten Bereich, FFP2-Masken nicht, wie vorgesehen nach einmaligem Gebrauch zu verwerfen, sondern sie wiederholt zu tragen. [...] Nach sieben Tagen [Trocknen] hat sich die Menge infektiöser Coronaviren auf einer Maske auf ein akzeptables Maß verringert und kann nach diesem Zeitraum somit wiederverwendet werden."

Es scheint also ein wissenschaftlich bzw. staatlich „akzeptables Maß" für die Menge infektiöser Coronaviren auf einer Maske zu geben, die den Maskenträger und sein Gegenüber nicht mehr gefährden – ein Widerspruch zu dem die Pandemiebekämpfung beherrschenden Grundsatz, wonach jede Minimierung der Virenanzahl oberstes Gebot sein muss, notfalls mit behördlicher Strenge durchgesetzt! Die Frage sei erlaubt, ob eine verlängerte Trocknungszeit die Anzahl der Viren weiter minimieren und so den Schutz vor einer SARS-CoV-2-Infektion erhöhen könnte?

Die anschließenden Hinweise beziehen sich auf die richtige Handhabung der Masken, auf einen korrekten dichten Sitz und genügend Luftdurchlässigkeit der Maske zu achten und weiterhin die Abstands- und Hygieneregeln einzuhalten. Und der ausdrückliche Hinweis, dass OP-Masken auch für Kinder geeignet seien.

In der untergeordneten Rubrik „Regeln und allgemeine Infos" geht die Bundesregierung auf die Frage, ob Masken für Kinder gefährlich seien, näher ein. Dort heißt es:

„Nein, das Tragen einer Maske ist für Kinder unbedenklich. Alltagsmasken und OP-Masken schränken das Ein- und Ausatmen nicht ein, führen weder zu einer Einschränkung der Sauerstoffversorgung, noch zu einer gefährlichen Anreicherung von Kohlendioxoid. Sie gefährden auch sonst in keiner Weise die Gesundheit, wie der Berufsverband der Kinder- und Jugendärzte e.V. erklärt. Potenziell gefährlich sind lediglich Bedeckungen, die den Gesichtsbereich fest abschließen und dabei den Luftaustausch behindern, zum Beispiel bestimmte Schnorchelmasken oder andere Masken aus Plastik, wenn sie als Mund-Nasen-Schutz zweckentfremdet werden."

Als Beleg führt die Bundesregierung lediglich eine Erklärung des Berufsverbandes der Kinder- und Jugendärzte e.V. an. Doch deren Einschätzung entspricht definitiv nicht der Realität, wie in den vorangegangenen Kapiteln bereits aufgezeigt wurde, sei es der Nachweis der Kohlendioxid- anreicherung unter OP-Masken nach 30 Minuten Tragedauer im Blut gesunder Erwachsener, seien es die zahlreich aufgetretenen gesundheitlichen Beeinträchtigungen bei Kindern und Jugendlichen, wie sie im Register von Witten-Herdecke gesam- melt wurden, auch wenn sich die Erklärung „nur" auf Alltags- und OP-Masken bezieht. Obwohl dicht abschließende und dabei den „Luftaustausch behin- dernde" Masken auch von der Bundesregierung als potentiell gefährlich bezeichnet werden, werden beispielhaft doch nur Masken aus Plastik, z. B. Schnorchelmasken, genannt. FFP2-Masken, ob- gleich im Juli 2021 (dem Stand der Veröffent- lichung) auch bei Kindern und Jugendlichen weit verbreitet, werden nicht explizit aufgeführt, bleiben ohne jede Einschränkung, ohne jeglichen Hinweis auf die gefährliche Rückatmung aus einem über- großen Totraum! So zeigt das Foto gleich zu Beginn der Webseite „Corona-Wissen/Masken" der Bun- desregierung eine Frau und einen Jungen beim Einkaufen in einem Supermarkt, beide mit FFP2- Maske, deren Totraum deutlich größer ist als die 10 ml eines Esslöffels!

Nur auf der Basis einer solchen falschen Einschät- zung von vermeintlichen Experten zu OP-Masken und der „Unterschlagung" von FFP2-Masken bei Kindern kann für Kinder (ab 6 Jahren!) eine weitreichende Maskenpflicht bis in die Schulen hinein „gerechtfertigt" werden, der sich aufgrund der in Deutschland bestehenden Schulpflicht kaum ein Schüler entziehen kann[42]:

„In den Bundesländern gibt es eine Vorschrift zum Tragen einer sogenannten OP-Maske für Kinder und Jugendliche zwischen sechs bis 16 Jahren, zum Beispiel im öffentlichen Personennahverkehr und beim Einkauf. Auch während der Schulzeit besteht oftmals eine Vorschrift zum Tragen einer medizinischen Maske. In Regionen mit einer Inzidenz von mehr als 50 Neuinfektionen pro 100.000 Einwohner gilt auf dem Schulgelände aller Schulen dort, wo der Abstand nicht eingehalten wird und im Unterricht in weiterführenden Schulen ab Klasse 7, für alle Personen eine Pflicht zum Tragen einer Maske. Bitte prüfen Sie die jeweils geltenden Regelungen in Ihrem Bundesland."

Die Coronaschutzverordnung des Landes NRW vom 26. Mai 2021[43] z. B. verpflichtete in § 5 auch Kinder und Jugendliche grundsätzlich zum Tragen von FFP2-Masken. Nur falls die FFP2-Maske schlecht passte, also ohnehin nicht dicht am Gesicht anlag, war es Kindern bis zum Alter von 15 Jahren erlaubt, auf eine OP-Maske auszuweichen. Dicht abschließende FFP2-Masken mussten dagegen im Schulbusverkehr auch von Kindern und Jugendlichen verwendet werden, trotz des den Experten und der Bundesregierung bekannten, der Bevölkerung allerdings nicht kommunizierten Risikos der Rückatmung von CO_2 aus dem großen Totraum der Masken:

„Atemschutzmasken im Sinne dieser Verordnung sind Masken des Standards FFP2 und höheren Standards jeweils ohne Ausatemventil oder diesen vergleichbare Masken (insbesondere KN95/N95). [...]

Die Verpflichtung zum Tragen einer Atemschutzmaske besteht unabhängig von der Einhaltung des Mindestabstands und auch am Sitzplatz

1. bei der Beförderung von Personen im öffentlichen Personennah- oder -fernverkehr einschließlich der entgeltlichen oder geschäftsmäßigen Beförderung von Personen mit Kraftfahrzeugen samt Taxen und Schülerbeförderung für Fahrgäste sowohl während der Beförderung als auch während des Aufenthalts in einer zu dem jeweiligen Verkehr gehörenden Einrichtung[...]

Soweit Kinder von 6 Jahren bis einschließlich 15 Jahren aufgrund der Passform keine Atemschutzmaske tragen können, ist ersatzweise eine medizinische Maske zu tragen."

Das Umweltbundesamt geht in einem Beitrag mit dem Titel „Infektiöse Aerosole in Innenräumen" vom 29.03.2021 auch auf die mögliche CO_2-Rückatmung durch Masken ein[44]:

„Es gibt einige Studien, die die kurzzeitigen Auswirkungen des Tragens verschiedener Maskentypen auf eine mögliche CO2-Belastung hin untersucht haben [25-29]. [...] Insgesamt stieg der CO2-Gehalt im Blut nur wenig an. [...]

Daher sind solche Masken [Anm.: FFP2-Masken]
*grundsätzlich nicht für alle Menschen als geeignet
anzusehen und die Tragezeit sollte begrenzt oder
durch Pausen unterbrochen werden. Die Anwendung solcher Masken setzt eine Abwägung der
persönlichen Risiken (Infektionsrisiken und andere
Gesundheitsrisiken) voraus, die im Einzelfall, insbesondere, wenn solche FFP-Masken längere Zeit
getragen werden, eine ärztliche Beratung erforderlich machen."*

FFP2-Masken seien also, so das Umweltbundesamt,
grundsätzlich nicht für jeden geeignet, die Tragezeit
sollte begrenzt oder durch Pausen unterbrochen
werden, die Anwendung von FFP2-Masken setze
eine Abwägung der persönlichen Risiken voraus
und mache bei längeren Tragezeiten eine ärztliche
Beratung erforderlich – diese Warnhinweise sucht
man in der Coronaschutzverordnung trotz der ab
einem Alter von 15 Jahren geltenden Pflicht zum
Tragen einer FFP2-Maske in öffentlichen Verkehrsmitteln einschließlich den Schulbussen vergeblich!

Kapitel 9
Risiken einer chronischen CO$_2$-Vergiftung

9. 1
Chronisch unterschwellig wirkende Schadstoffe

Während die Symptome und Schädigungen einer akuten Kohlendioxidvergiftung bekannt sind, bestand bisher wenig Veranlassung die Auswirkungen einer chronisch unterschwelligen Vergiftung – also über längere Zeiträume in zwar erhöhten, aber nicht akut bedrohlichen Konzentrationen – zu untersuchen. Seit der COVID-19-Pandemie mit der Verpflichtung zum Tragen einer Maske in vielen Lebensbereichen hat sich dies geändert.

Bereits 1983 beschrieb die WHO das Sick Building Syndrom, wonach Menschen, die sich vorwiegend in Räumen mit einem häufig unterschwellig erhöhten Kohlendioxidwert aufhielten, mit der Zeit des Aufenthalts zunehmende gesundheitliche Beeinträchtigungen hatten, ohne dass spezifische Ursachen oder Erkrankungen vorlagen[45]. Dass auch solche niederschwellig erhöhten Kohlendioxid-Konzentrationen im Blut gesundheitsschädliche Auswirkungen haben können, ist keineswegs ungewöhnlich. In ihrer Schlussfolgerung führen die Autoren der in Kapitel 4 vorgestellten Meta-Studie zu den unerwünschten Nebenwirkungen des Maskentragens aus:

„Das Maskentragen bewirkt zwar nicht durchgehend klinische Normabweichungen physiologischer Parameter, jedoch ist über einen länger dauernden Effekt mit unterschwelliger Wirkung und signifikanter Verschiebung in pathologische Richtung auch gemäß der wissenschaftlichen Literatur eine langfristige pathologische Folge mit klinischer Relevanz zu erwarten. Für Normwerte nicht überschreitende, aber anhaltend wiederkehrende Veränderungen, wie Blut-Kohlendioxid-Anstieg [38,160], Herzfrequenzsteigerung [55] oder Atemfrequenzsteigerung [56,57], welche unter Maskentragen belegt sind [13,15,17,19,21-30,34,35] (Abbildung 2), ist eine langfristige Erzeugung von Bluthochdruck [25,35], Arteriosklerose, koronarer Herzerkrankung und von neurologischen Erkrankungen wissenschaftlich naheliegend [38,55-57,160]. Dieses pathogenetische Schädigungsprinzip mit einer chronisch unterschwellig wirkenden Noxe über lange Zeiträume (chronic low-dose exposure with long-term effect), welches zu Krankheit oder krankheitsrelevanten Zuständen führt, wurde bereits in vielen Bereichen der Umweltmedizin ausführlichst untersucht und beschrieben [38,46–54].
Ausgedehntes Maskentragen hätte zufolge der von uns gefundenen Fakten und Zusammenhänge das Potenzial, eine über Blutgasmodifikationen induzierte, durch Hirnzentren gesteuerte, chronische

sympathische Stress-Reaktion zu bewirken. Dies wiederum induziert und triggert neben einer Immunsuppression das metabolische Syndrom mit kardiovaskulären und neurologischen Erkrankungen." (S. 48)

Die Autoren weisen damit ausdrücklich auf das Potential von Schädigungen durch das Maskentragen aufgrund chronisch unterschwellig erhöhter CO_2-Blutkonzentrationen hin, einschließlich einer Schwächung des Immunsystems, was in Zeiten einer gefährlichen Virus-Pandemie sinnvollerweise vermieden werden sollte.

Mit der Frage, wie Kohlendioxid die Gehirnfunktionen beeinflusst, befasste sich eine Studie der Universität Lübeck[46]. Der Studie zufolge, die Ende 2019 in der Fachzeitschrift „Proceedings of the National Academy of Sciences (PNAS)" erschien, ist bei einer Vielzahl von Erkrankungen wie Bluthochdruck, Diabetes oder Adipositas der Blutfluss und damit der Abtransport von CO_2 im Gehirn gestört. Bei diesen Erkrankungen sind erhöhte CO_2-Konzentrationen im Blut, wie sie durch Rückatmung unter Masken entstehen, besonders kritisch.

9.2 Im Vergleich
Risiken des Nervengifts Alkohol

Entzündungen

Alkohol ist wie Kohlendioxid ein Nervengift und medizinisch ebenfalls ein Narkotikum, auch wenn der regelmäßige Konsum gesellschaftlich eher verharmlost wird. Zu den gesundheitlichen Auswirkungen des Konsums auch geringerer Mengen Alkohols über längere Zeiträume gibt es zahlreiche wissenschaftliche Erkenntnisse. In einem Beitrag von „Spektrum der Wissenschaft" vom 01.04.2001 mit dem Titel „Alkohol – das unterschätzte Gift"[47] beschreiben die Autoren Alkohol als ein Gift, das bereits in kleinen Mengen direkt das Gewebe angreift, so dass sich die Zellen entzünden und vielfach sogar absterben. Das Gift schädigt nicht nur die Schleimhautzellen von Mundhöhle, Speiseröhre und Magen, sondern auch die Zellen des Nervensystems und des Gehirns. Die daraus resultierenden, möglichen neurologischen Funktionsstörungen reichen von Wahrnehmungsverlusten und Gedächtniseinbußen über Störungen der Bewegungskoordination bis zu Muskellähmungen.

Am 18.05.2021 berichtete „The Guardian" von einer an der Universität Oxford durchgeführten Studie[48] mit 23.000 Teilnehmern, in der mithilfe von Kernspintomographie die Funktion und Struktur des Gehirns in Abhängigkeit vom Alkoholkonsum der Teilnehmer untersucht wurde. Die Studie kam zu dem Schluss, dass es beim Konsum von Alkohol keine sichere Untergrenze gibt – schon der erste Tropfen Alkohol schädigt das Gehirn!

Zu einem ähnlichen Ergebnis kam eine Studie der Universität von San Diego[49], die im März 2018 veröffentlicht wurde und bei der die Auswirkungen von Alkohol auf die Gehirnwellen der Versuchspersonen gemessen wurden. Die Forscher stellten fest, dass schon geringe Mengen Alkohol die Entscheidungsfähigkeit beeinträchtigen können, ohne dass man sich dessen bewusst sei, da die Bewegungskontrolle nicht eingeschränkt sei und man sich so keinesfalls betrunken oder beschwipst fühle. Man glaube sich so trügerischerweise im Vollbesitz seiner kognitiven Fähigkeiten, was aber nicht der Fall sei.

An viele schädliche Substanzen kann sich der Körper gewöhnen, so dass die Symptome nicht mehr oder nur abgeschwächt auftreten. Auch an das Tragen einer Mund-Nasen-Bedeckung kann sich der Körper gewöhnen: Symptome wie z. B. Kopfschmerzen werden weniger oder verschwinden ganz. Allerdings zeigt der Vergleich mit Alkohol auch, dass fehlende Symptome kein Zeichen für Entwarnung sind.

Hemmung der körpereigenen Interferon-Produktion

Auch wenn die immunologischen Auswirkungen der einzelnen Substanzen noch nicht vollständig verstanden sind, so sind Kohlendioxid und Alkohol als echte Narkotika zumindest in die Reihe derjenigen Substanzen einzuordnen, die das Immunsystem schwächen. In einem Beitrag vom 23.06.2021 schreibt Dr. Ulrich Strunz unter der Überschrift „One Drop Only"[50]:

*„Wir sind uns einig, dass Ihr Leben, Ihre Gesundheit, Ihre Lebensfreude vom Immunsystem abhängt. Dass nun Alkohol die Abwehrkraft des Immunsystems gegen **VIRUSINFEKTIONEN** (Corona ist ein Virus) beeinträchtigt, war längst bekannt. Jetzt folgt der molekulare Beweis (BMC Immunology 2011, 12:55 doi). Alkohol hat gleich zwei negative molekulare Einflüsse:*

*Das **ANTIVIRAL** (Corona!) wirkende Interferon IFN wird reduziert. Eine fast tödliche Aussage. Sie erinnern sich: Interferon ist die wirksame Geheimwaffe gegen Autoimmunkrankheiten, wenn man verzweifelt kämpft ...*

Entzündungsreaktionen werden über die Produktion des Zytokins TNFa verstärkt. Heißt übrigens Tumornekrosefaktor Alpha. Das Wort erklärt sich selbst. Und dass Entzündungen die Basis jeder Krankheit ist, wussten Sie.

*Diese zwei Effekte erklären, weshalb Alkohol nicht nur **DIE GEFAHR VON INFEKTIONEN ERHÖHT**,* *sondern auch den Verlauf vieler Erkrankungen verschlimmert und den Heilungsprozess hemmt."*

In ähnlicher Weise wie schon geringe Mengen Alkohol könnte auch Kohlendioxid bereits in niederschwellig erhöhter Konzentration auf die Produktion von Interferon und damit direkt auf das Immunsystem Einfluss nehmen. Auf der Internetseite von „Spektrum der Wissenschaft" befasst sich ein 1994 veröffentlichter Artikel mit dem Titel „Wirkungsweise von Interferonen"[51] mit dem körpereigenen Protein:

„Im Jahre 1957 machten Alick Isaacs und Jean Lindenmann am britischen Nationalen Institut für Medizinische Forschung in London eine wegweisende Entdeckung. Sie fußte auf dem bereits viele Jahre bekannten Umstand der Virus-Interferenz: Wenn Zellen eines lebenden Tieres oder einer Kultur von einer Virusart befallen waren, konnten andere, nicht verwandte Arten sich nicht ohne weiteres gleichzeitig darin vermehren. Ein funktionstüchtiges Immunsystem vermag zwar spätere, neuerliche Infektionen des gleichen Virus abzuwehren – aber wie erwerben Zellen im Körper oder gar in Kultur sofort eine Resistenz gegenüber nicht verwandten Viren? Wie die beiden Forscher damals nachwiesen, ist dafür ein Stoff verantwortlich, den die indizierten Zellen selbst ausschieden. Isaacs und Lindenmann nannten ihn Interferon. [...]
Außerdem sind Interferone insgesamt vielseitiger und auch gesundheitlich bedeutsamer als ursprüng-

lich gedacht. So beeinflussen sie die Aktivität praktisch jedweder Komponente des Immunsystems. Dadurch steigern sie die Abwehrkraft des Körpers gegen die meisten Krankheitserreger – gegen Bakterien und Parasiten genauso wie gegen Viren. Interferone können zudem die Differenzierung (Spezialisierung) bestimmter Zellen fördern oder beeinträchtigen. Und sie vermögen die Zellteilung zu hemmen, was zum Teil erklären mag, warum sie oft auch die Vermehrung von Krebszellen behindern."

Sollten erhöhte CO_2-Werte im Blut infolge einer Rückatmung von Kohlendioxid ähnlich wie Alkohol zu einer Reduzierung des körpereigenen und die Abwehrkraft gegen Viren und andere Krankheitserreger steigernden Interferons führen, so würde die seit Monaten bestehende, ausgedehnte Maskenpflicht ausgesprochen kontraproduktiv wirken, da sie das Immunsystem schwächt und der Entstehung von Krebszellen Vorschub leistet.

Zur Behandlung von COVID-19-Patienten wurde zu Beginn der Pandemie von der WHO der frühzeitige Einsatz von Beatmungsgeräten empfohlen, was bei der Behandlung von Lungenentzündungen eher unüblich ist. Einem Bericht der WDR-Sendung „Monitor" vom 11.03.2021 mit dem Titel „Gefährliche Intubation" zufolge werden noch immer 57% der COVID-19-Intensivpatienten intubiert, mehr als nötig, so der Bericht[52]. Dabei wird mit der Intubation nicht nur die Lunge der bereits an einer

Lungenentzündung erkrankten Menschen zusätzlichen Belastungen ausgesetzt, sondern der Patient durch die permanente Gabe eines Anästhetikums in ein künstliches Koma versetzt. Wenn zusätzlich zur Belastung der Lunge durch eine Virusinfektion neben der invasiven Beatmung noch die Produktion des antiviral wirkenden, das „Immunsystem in praktisch allen Komponenten beeinflusssende" Interferon durch ein Narkotikum über lange Zeit reduziert wird, ist es nicht überraschend, dass der Anschluss an ein Beatmungsgerät die Überlebenschancen gegen Null reduziert.

Fetales Alkoholsyndrom

Besonders tragisch sind die vom Alkohol während der Schwangerschaft beim ungeborenen Kind verursachten körperlichen und geistigen Schäden. Alkoholkonsum in der Schwangerschaft ist nach Erbdefekten die zweithäufigste Ursache für Entwicklungsstörungen des Gehirns, wobei es auch hier keinen Grenzwert gibt, bis zu dem der Alkoholkonsum noch unbedenklich ist. In dem oben genannten Artikel „Alkohol – das unterschätzte Gift"[47] heißt es:

„Tragisch und erschreckend ist, dass werdende Mütter das Ungeborene durch Alkohol nachhaltig schwer schädigen können. Im Blut des Kindes erreicht die Droge rasch die gleiche Konzentration wie in dem der Mutter. Der kindliche Organismus verfügt aber noch kaum über Entgiftungsme-

chanismen, ist den Giften darum völlig ausgeliefert. Die toxischen Substanzen schädigen Zellen und behindern verschiedenste Wachstums- und Differenzierungsprozesse. [...] In der ersten Zeit der Schwangerschaft ist die Gefahr durch Alkohol für das Kind am größten, weil sich dann seine Organe, darunter auch das Gehirn, entwickeln und die Zellen sich besonders oft teilen und in eine bestimmte Richtung entwickeln müssen. [...]

Abgesehen von Erbdefekten gehört Alkohol damit zu den bedeutendsten Ursachen geistiger Entwicklungsstörungen. Offensichtlich stellt die von der Mutter getrunkene Alkoholmenge kein Maß dafür dar, ob und wie gravierend die Schäden beim Kind sind. Nach bisherigen Befunden existiert auch kein unbedenklicher unterer Grenzwert."

Auch die Autoren der Meta-Studie zu unerwünschten Nebenwirkungen des Maskentragens[13] äußern sich zu möglichen Gefahren der Masken für Schwangere durch erhöhte CO_2-Blutkonzentrationen während längerer Tragezeiten:

„Als kritische Größe wird ein niedriger Kohlendioxid-Blutgehalt bei Schwangeren über ein vermehrtes Atemminutenvolumen, u. a. stimuliert durch Progesteron, aufrechterhalten[22]. Für eine Schwangere und ihr ungeborenes Kind besteht die metabolische Notwendigkeit eines fetal-maternalen Kohlendioxid (CO2)-Gradienten. Der Kohlendioxid-Blutgehalt der Mutter sollte dabei stets niedriger als derjenige des ungeborenen Kindes sein, um die

Abdiffusion des CO_2 aus dem fetalen Blut in den mütterlichen Kreislauf über die Plazenta sicherzustellen. Daher sind die oben beschriebenen maskenbezogenen Phänomene (Abschnitte 3.1 und 3.2), mit messbaren Veränderungen der Atmungsphysiologie wie erhöhtem Atemwiderstand, erhöhtem Totraumvolumen (Abbildung 3) und der Rückhaltung von ausgeatmetem Kohlendioxid (CO_2) von Bedeutung. Die Gas-Verschiebungen in Richtung einer Hyperkapnie fördernden Masken könnten diesbezüglich – selbst bei unterschwelligen Kohlendioxid-Anstiegen – mit zunehmender Wirkzeit als Störgröße für den fetal-maternalen CO_2-Gradienten wirken und somit klinische Relevanz entwickeln, auch im Hinblick auf eine herabgesetzte Kompensationsreserve der werdenden Mutter [20,22,28].

In einer Vergleichsstudie zeigten 22 schwangere Frauen, die während einer 20-minütigen Belastung N95-Masken trugen, signifikant höhere perkutane CO_2-Werte als maskenlose Schwangere mit durchschnittlichen $PtiCO_2$Werte von 33,3 mmHg gegenüber 31,3 mmHg ($p = 0.04$) [22]. [...]

Doch die genauen Auswirkungen einer längeren Maskenanwendung bei Schwangeren bleiben insgesamt unklar. Daher wird eine ausgedehnte Anwendung chirurgischer- und N95-Masken bei Schwangeren kritisch gesehen [20].

Zudem ist ungeklärt, ob die in industriell gefertigten Masken enthaltenen und über längere Zeiträume inhalierbaren Substanzen (z.B. Formaldehyd als Inhaltsstoff des Textils und Thiram als Inhaltsstoff *der Ohrbändchen) ein fruchtschädigendes Potenzial darstellen [20,84]."*

Längere Tragezeiten sind vor allem für Schwangere mit einer Maskenpflicht am Arbeitsplatz relevant. Da die Kohlendioxidkonzentration im Blut der Mutter die Konzentration im kindlichen Körper wesentlich beeinflusst, das ungeborene Kind aber noch nicht über ausreichende Entgiftungsmechanismen verfügt, kann in Analogie zum fetalen Alkoholsyndrom eine Gefährdung durch die toxische Wirkung des CO_2 selbst in geringerer Konzentration und auch bei kürzerer Tragedauer vor allem auf das besonders störungsanfällige Gehirn des ungeborenen Kindes nicht ausgeschlossen werden.

9.3
Schädigung durch Narkose

In Band 43 der Reihe „Refresher Curse – Aktuelles Wissen für Anästhesisten", die von der Deutschen Akademie für Anästhesiologische Fortbildung herausgegeben wird, wurde im Mai 2017 in dem Artikel „Anästhesie und Immunmodulation"[53] auf die Auswirkungen von Narkosemitteln auf das Immunsystem hingewiesen:

„Obwohl zahlreiche Studien über die immunmodulatorischen Eigenschaften von Anästhetika existieren, sind die immunologischen Auswirkungen

139

der einzelnen Substanzen und ihre klinischen Konsequenzen bis heute nicht vollständig verstanden. In den 1970er Jahren wurde in der Wochenzeitschrift „Die Zeit" postuliert: „Narkose lähmt die Abwehr: ... Einer Hauptursache der Infektionsanfälligkeit des operierten Patienten sind Mediziner jetzt auf der Spur: Es ist die Narkose. Die betäubenden Mittel schwächen den Abwehrmechanismus des Körpers, das Immunsystem, so dass die Bakterien kaum noch Widerstand antreffen." [...] Verallgemeinert kann jedoch gesagt werden, dass die Durchführung der Anästhesie mit den hierbei verabreichten Medikamenten zu einer direkten oder indirekten Immunsuppression führt."

Sowohl Narkosegase als auch intravenöse Anästhetika führten zu einem Absterben der Lymphozyten, heißt es in dem Artikel weiter.

Entzündungen verursachende Nervengifte, also Gifte, die das Nervensystem und das Gehirn schädigen, spielen auch bei der Entstehung von Demenz eine relevante Rolle. Das Bundesgesundheitsministerium[54] beschreibt als das wesentliche Merkmal von Demenzerkrankungen den Verlust der geistigen Leistungsfähigkeit, der neben der beeinträchtigten Gedächtnisleistung Wahrnehmung, Verhalten und Erleben des Betroffenen in Mitleidenschaft zieht. Zu den Ursachen führt das Gesundheitsministerium aus:

„Demenzerkrankungen können eine Vielzahl von Ursachen haben. Grundsätzlich unterscheidet man zwischen primären und sekundären Formen der Demenz. Letztgenannte sind Folgeerscheinungen anderer, meist außerhalb des Gehirns angesiedelter Grunderkrankungen wie zum Beispiel Stoffwechselerkrankungen, Vitaminmangelzustände und chronische Vergiftungserscheinungen durch Alkohol oder Medikamente."

Doch nicht nur Alkohol- oder Medikamentenvergiftungen können zu Funktionsstörungen des Gehirns führen, sondern auch Narkotika. Focus online berichtete 2015 von einer Studie der Duke-Universität in Durham, North Carolina, zum Phänomen der postoperativen kognitiven Defizite (POCD)[54]. Was die anhaltenden Gehirnstörungen nach einer Operation verursacht, sei nach wie vor ungeklärt. Eine Hypothese dazu lautet, dass die Narkose im Gehirn Entzündungen auslöse, welche die Gedächtnis- und Konzentrationsfähigkeiten beeinträchtigen.

Unter der Überschrift „Verlängerte Narkose verändert Hirnverknüpfungen" berichtete Med-Wissen.Online[55]:

„Abhängig von der Schwere der Erkrankung ist es notwendig, eine Narkose Tage bis Wochen aufrechtzuerhalten. Intensivmedizinische Patienten aber haben nach dem Aufwachen oft Denk- und Gedächtnisschwierigkeiten, sodass Angehörige

immer wieder berichten, dass die Patienten nach der Entlassung aus dem Krankenhaus nicht mehr dieselben waren. Durch hochauflösende Mikroskopie im lebenden Gehirn haben Forscher der Columbia University in den USA und der Universität Bonn nun eine Verbindung dieser koma-assoziierten neurokognitiven Defizite und Veränderungen der strukturellen Verknüpfungen des Gehirns identifiziert. [...]

„Es ist seit langem bekannt, dass Überlebende der Intensivstation oft an dauerhaften Beeinträchtigungen wie zum Beispiel Verwirrung oder Gedächtnisverlust leiden, die sich über Monate bis hin zu Jahren ziehen können", betont Hauptautor Dr. Michael Wenzel. [...]

Entgegen der herrschenden Vorstellung, dass Verbindungen zwischen Neuronen im erwachsenen Gehirn während einer Narkose stabil bleiben, fanden die Forscher heraus, dass eine längere Narkose die synaptische Architektur des Gehirns unabhängig vom Alter signifikant verändert. „Unsere Ergebnisse sind ein Signal insbesondere an die Intensivmedizin, da sie einen physikalischen Zusammenhang zwischen kognitiver Beeinträchtigung und längerem medizinisch induziertem Koma herstellen", betont Michael Wenzel."

9.4
Das Suchtpotential von Narkotika

Auf der schweizer Website „antidoping.ch" werden Nebenwirkungen und Folgen des Missbrauchs von Narkotika folgendermaßen beschrieben[56]:

„Die Einnahme von Narkotika ist mit einer hohen Suchtgefahr verbunden und hat schwere körperliche und psychische Abhängigkeit zur Folge.

Narkotika wirken vorrangig auf das zentrale Nervensystem und beeinträchtigen dadurch die Konzentration und Koordinatationsfähigkeiten. Sie veranlassen, dass sich die geistige Aktivität und das Denkvermögen vermindern. Probleme und Ängste werden dadurch verdrängt – ein als angenehm empfundener Zustand, der schnell zur Gewöhnung wird. Deshalb haben Narkotika ein hohes Suchtpotenzial.

Als Folge der Toleranzentwicklung (d. h. weil der Körper sich an das Suchtmittel gewöhnt) werden immer höhere Dosen benötigt. Begleiterscheinungen sind Krampfanfälle, Übelkeit, Schwindel und Kopfschmerzen.

*Die **psychischen Folgen** starken Konsums von Narkotika reichen von Bewusstseinsstörungen, Apathie (Teilnahmslosigkeit) und Selbstvertrauensverlust bis hin zu Depressionen, Wahnideen und Psychosen.*

*Eine Überdosierung kann zu einer **tödlichen Atemlähmung** führen, wobei es zu einer Sauerstoff-*

unterversorgung und zu einem Kreislaufschock kommen kann."

Der Spiegel berichtete in einem Artikel vom 25.10.2004 mit dem Titel „Suchtgefahr im OP-Saal"[57] über die viermal häufigere Drogenabhängigkeit von Anästhesisten gegenüber anderen Ärzten in den USA. Der US-Wissenschaftler Mark Gold von der University of Florida hatte festgestellt, dass Patienten während einer Operation das Narkosemittel ausatmen, so dass es in sehr geringer Konzentration überall in der Raumluft gemessen werden könne. Am Mund des Patienten, wo der Anästhesist während der Operation sitzt, sei die Konzentration des Narkotikums am höchsten. Bereits diese geringen Dosen, so ist die Vermutung von Gold, könnten ähnlich wie beim Passivrauchen zu Veränderungen im Gehirn und infolgedessen zu einem erhöhten Risiko für Drogenmissbrauch führen. Inwieweit bereits die Rückatmung des Narkotikums Kohlendioxid durch den eine Maske tragenden Anästhesisten den Grundstein dafür legt, dass eine insgesamt erhöhte Konzentration von Narkosemitteln in der Atemluft Veränderungen im Gehirn bewirken kann, ist aus den Untersuchungen nicht ersichtlich.

Zwar wird bei Operationen nicht mehr Kohlendioxid zur Narkose eingesetzt, dennoch zeigt die Untersuchung von Gold, dass chronisch unterschwellig erhöhte Kohlendioxidkonzentrationen ebenfalls das Risiko für Drogenmissbrauch bei Erwachsenen erhöhen könnten. Welchem Risiko für Drogenmisbrauch könnten dann erst Kinder und Jugendliche durch die ständige Rückatmung des Narkotikums CO_2 in der Schule ausgesetzt sein?

Kapitel 10
Der Eilbeschluss von Weimar
Kindeswohlgefährdung durch Masken

Dass die drastischen Kontaktbeschränkungen eines Lockdowns im privaten und im öffentlichen Raum zu massiven wirtschaftlichen, gesundheitlichen, sozialen und gesellschaftlichen Schäden führen, ist in der öffentlichen Diskussion unbestritten. Dennoch erfolgen einzelne Maßnahmen wie die nahezu ausnahmslos geltende Maskenpflicht für Kinder in den Schulen oder die anhaltende Maskenpflicht für Arbeitnehmer innerhalb von Gebäuden einseitig als zur Eindämmung von Neuinfektionen angeblich notwendig und bleiben ohne Abwägung von Nutzen und Schaden. In unverantwortlicher Weise werden mögliche gesundheitliche Auswirkungen des stundenlangen Maskentragens bei politischen Entscheidungen bisher schlichtweg ignoriert.

Von daher ist der Beschluss des Weimarer Familiengerichts, AZ 9 F 148/21, vom 8. April 2021[21], mit dem den Schulen zweier Kinder im Wege einer einstweiligen Anordnung u. a. untersagt wurde, allen an den beiden Schulen unterrichteten Kindern im Unterricht und auf dem Schulgelände das Tragen von Masken vorzuschreiben, nur konsequent, wenn man denn das Kindeswohl ernst nimmt.

Eine Mutter hatte am zuständigen Familiengericht in Weimar ein Kinderschutzverfahren gem. § 1666 Abs. 1 und 4 BGB wegen Verletzung des Kindeswohls angeregt und geltend gemacht, dass ihre 14 und 8 Jahre alten Söhne durch den Zwang zum Tragen einer Gesichtsmaske und Einhaltung der geltenden Mindestabstände zu anderen Personen physisch, psychisch und pädagogisch geschädigt würden, ohne dass dem für sie selbst oder Dritte ein Nutzen entgegenstünde. Dadurch würden zugleich zahlreiche Rechte der Kinder und ihrer Eltern aus Gesetz, Verfassung und internationalen Konventionen verletzt. Da das Gericht es nach dem Stand der Wissenschaft als zumindest naheliegend ansah, dass das Tragen einer Maske eine Gefährdung darstellen könnte, leitete es das von der Mutter angeregte Verfahren ein und machte das, was die Politik, die aufgrund der Kinderrechtskonvention verpflichtet(!) ist, bei allen Entscheidungen stets das Kindeswohl zu berücksichtigen, hätte schon längst machen müssen, nämlich die Frage von Nutzen und Gefährdung zu prüfen. Dazu holte es die Stellungnahmen dreier Experten zur Wirksamkeit der den Kindern aufgezwungen Maßnahmen sowie zu möglichen bzw. bereits eingetretenen Schädigungen der Kinder ein, wobei auch die Elterneinträge im Register der Universität Witten-Herdecke zu den Nebenwirkungen des Maskentragens bei Kindern und Jugendlichen (s. Kap. 5) vorgestellt wurden. Nach der Anhörung der Experten kam das Gericht zu dem folgenden Ergebnis:

„Der den Schulkindern auferlegte Zwang, Masken zu tragen und Abstände untereinander und zu

dritten Personen zu halten, schädigt die Kinder physisch, psychisch, pädagogisch und in ihrer psychosozialen Entwicklung, ohne dass dem mehr als ein allenfalls marginaler Nutzen für die Kinder selbst oder Dritte gegenübersteht. Schulen spielen keine wesentliche Rolle im „Pandemie"-Geschehen.

Die verwendeten PCR-Tests und Schnelltests sind für sich allein prinzipiell und schon im Ansatz nicht geeignet, eine „Infektion" mit dem Virus SARS-CoV-2 festzustellen. Das ergibt sich nach den Darlegungen in den Gutachten bereits aus den eigenen Berechnungen des Robert-Koch-Instituts. [...]

Ein (regelmäßiger) Zwang zum anlasslosen Massentesten an Asymptomatischen, also Gesunden, für das schon die medizinische Indikation fehlt, kann nicht auferlegt werden, weil er außer Verhältnis zu dem Effekt steht, der damit erreicht werden kann. Zugleich setzt der regelmäßige Zwang zum Test die Kinder psychisch unter Druck, weil so ihre Schulfähigkeit ständig auf den Prüfstand gestellt wird. [...]

Dieses Ergebnis nur als unverhältnismäßig zu bezeichnen, wäre eine völlig unzureichende Beschreibung. Vielmehr zeigt sich, dass der diesen Bereich regulierende Landesverordnungsgeber in eine Tatsachenferne geraten ist, die historisch anmutende Ausmaße angenommen hat.

Mit der Anordnung solcher Maßnahmen wird das Wohl der Kinder, wie dargestellt, gefährdet, § 1666 BGB. Die Lehrkräfte dürfen sie deshalb nicht anordnen. Auf die entsprechenden landesrechtlichen Ver-

ordnungen und die angeführte Allgemeinverfügung können sie sich dabei nicht berufen, da diese schon wegen ihrer Ungeeignetheit, die angestrebten Ziele zu erreichen, in jedem Fall aber wegen ihrer Unverhältnismäßigkeit gegen den Verhältnismäßigkeitsgrundsatz verstoßen und damit verfassungswidrig und nichtig sind.

Darüber hinaus haben die Kinder einen Rechtsanspruch auf zugänglichen Schulunterricht.

Es erscheint nach dem gegenwärtigen Ermittlungsstand sehr wahrscheinlich, dass dieses Ergebnis im Hauptsacheverfahren bestätigt wird. Weitere Ausführungen bleiben einer Entscheidung dort vorbehalten. [...]

Die Nachteile für die Kinder, wenn die angestrebte Regelung durch das Familiengericht verzögert wird, überwiegen dabei erheblich.

Die Eltern sind jedenfalls nicht in der Lage, die Gefahr abzuwenden, § 1666 BGB. Mit Blick auf das bevorstehende Ende der Osterferien besteht auch ein dringendes Bedürfnis, sofort tätig zu werden.

Nach all dem war die aus dem Tenor ersichtliche Entscheidung geboten. Da die Mitschüler der im Tenor namentlich genannten Kinder in gleicher Weise betroffen sind, hat das Gericht seine Entscheidung für diese mit getroffen."

Das Land Thüringen hatte sich im Vorfeld dieses Eilbeschlusses bezeichnenderweise zu den Vorwürfen der Kindeswohlgefährdung nicht geäußert. Im Anschluss an den für den Verordnungsgeber katastrophalen und beschämenden Beschluss besann sich die Landesregierung nicht etwa auf ihre Verantwortung gegenüber Tausenden von Kindern und Jugendlichen, sondern sprach dem Familiengericht schlichtweg die Zuständigkeit ab. Umgesetzt wurde der Gerichtsbeschluss durch das Land Thürigen auch nur in Bezug auf die im Verfahren genannten Kinder, ihre Mitschüler müssen den in der Schule geltenden Vorschriften der Verordnung weiterhin nachkommen. In einem ähnlichen Verfahren hat das Oberlandgericht Karlsruhe mit Beschluss vom 28.04.2021, AZ 20 WF 70/21, der Auffassung des Familiengerichts Porzheim, für die Überprüfung und Außerkraftsetzung von staatlich angeordneten Coronaschutzmaßnahmen wegen einer möglichen Kindeswohlgefährdung sei grundsätzlich nicht das Familiengericht, sondern generell das Verwaltungsgericht zuständig, jedoch widersprochen:

„Durch eine Anregung auf Einleitung eines familiengerichtlichen Verfahrens wird noch kein Verfahrensrechtsverhältnis begründet, das einer Rechtswegverweisung nach § 17a Abs. 2 Satz 1 GVG zugänglich wäre. Es sind lediglich Vorermittlungen einzuleiten. Ergibt die Prüfung, dass kein Anlass für die Einleitung eines Verfahrens besteht, sind die Ermittlungen einzustellen."

Da sich das Land Thüringen in dem Kindeswohlverfahren vor dem Familiengericht Weimar zu den Vorwürfen der Kindeswohlgefährdung überhaupt nicht geäußert hatte, konnte der Richter gar nicht anders, als den Stellungnahmen der angehörten Sachverständigen zu folgen. Dennoch ermittelte die Staatsanwaltschaft gegen den Familienrichter wegen des Verdachts der Rechtsbeugung und durchsuchte Ende Juni 2021 bereits zum zweiten Mal Dienst- und Privatanschriften, obwohl das Bundesverwaltungsgericht nach Anrufung durch das VG Münster (in einer anderen Sache) mit Beschluss vom 16.06.2021 (Az. 6 AV 1.21 u. a.) mittlerweile entschieden hat, dass bei einer möglichen Kindeswohlgefährdung nach § 1666 BGB die Familiengerichte zuständig sind, selbst wenn es um Corona-Schutzmaßnahmen geht.

Das Familiengericht Weimar hatte bereits aufgrund der Stellungnahmen der angehörten Experten einen Nutzen der für die Schulen angeordneten Coronaschutzmaßnahmen allenfalls als marginal eingestuft, andererseits eine Schädigung der Kinder für sehr wahrscheinlich gehalten, obwohl die im Register der Universität Witten-Herdecke berichteten Nebenwirkungen noch nicht einmal in einen Zusammenhang mit der Symptomatik einer möglichen CO_2-Vergiftung durch die lange Tragedauer der Masken aufgrund der längst nachgewiesenen Rückatmung von CO_2 gebracht worden waren.

Kapitel 11
SARS-CoV-2-Diagnostik

Im Beschluss des Familiengerichts Weimar spielen die zur Feststellung von SARS-CoV-2-Infektionen verwendeten PCR-Tests eine zentrale Rolle. Das Gericht kritisiert die regelmäßigen und anlasslosen Reihentests in den Schulen ohne jede medizinische Indikation und schließt sich der Einschätzung der Gutachter an, dass PCR-Tests und Schnelltests für sich allein genommen, also ohne Hinzunahme weiterer Kriterien, eine Infektion, d. h. nicht nur das Vorhandensein von Virus-DNA, sondern auch das Eindringen des Virus in den Organismus und seine dortige Vermehrung, nicht feststellen können:

„Die verwendeten PCR-Tests und Schnelltests sind für sich allein prinzipiell und schon im Ansatz nicht geeignet, eine „Infektion" mit dem Virus SARS-CoV-2 festzustellen.[...]
Ein (regelmäßiger) Zwang zum anlasslosen Massentesten an Asymptomatischen, also Gesunden, für das schon die medizinische Indikation fehlt, kann nicht auferlegt werden, weil er außer Verhältnis zu dem Effekt steht, der damit erreicht werden kann."[21]

In seiner Aufforderung zur Stellungnahme an den Freistaat Thüringen weist das Weimarer Familiengericht auch auf die WHO Informatiion Notice for IVD Unsers 2020/05, hin, wonach bei Unterschieden zwischen PCR-Testergebnis und klinischem Befund eines Untersuchten eine neue Probe zu untersuchen sowie eine Differentialdiagnostik durchzuführen ist.

Der Hersteller verschiedener Tests zur SARS-CoV-2-Diagnostik „Biovis' Diagnostik MVZ GmbH" hat in seiner Fachinformation 08/2020[58] in einem kritischen Rückblick und Update für die zum damaligen Zeitpunkt noch bevorstehende Grippesaison 2020/2021 ausgeführt:

„Die im Herbst beginnende Grippesaison stellt dieses Jahr eine besondere Herausforderung dar:
- *SARS-CoV-2-Viren zuverlässig nachzuweisen,*
- *SARS-CoV-2-Viren von anderen häufig vorkommenden respiratorischen Erregern sicher zu unterscheiden [...]"*

Zum SARS-CoV-2-Nachweis durch eine PCR gibt die Fachinformation folgende Erläuterungen:

„Die PCR-Technologie spielt in der frühen Phase der Virusinfektion eine wichtige Rolle, in der sich die Viren stark vermehren. Sie dient dem Erreger-Direktnachweis [...] PCR-positiv werden Infizierte etwa 2 Tage vor Symptombeginn. Eine PCR-Testung von symptomfreien Patienten ist daher allenfalls bei Kontakt mit einem bekannt positiven Indexpatienten sinnvoll.

[...] Viele Labore setzen zum Nachweis von SARS-CoV-2 PCR-Verfahren ein, die nur das E-Gen des

Virus erkennen. Diese Tests sind kostengünstig und zeichnen sich durch eine hohe Sensitivität aus. Da das E-Gen, welches lediglich die Virushülle codiert, aber nicht spezifisch für SARS-CoV-2 ist, sondern auch andere Coronaviren (Sarbecoviren) erkennt, wurden früher E-Gen-positive Proben mit einer 2. PCR untersucht, um sicherzustellen, dass es sich wirklich um SARS-CoV-2 handelt. Gesucht wurde in der Bestätigungs-PCR nach spezifischen Genen, wie dem RdRPGen, dem S-Gen oder dem ORF1-Gen. Als auf Empfehlung der WHO für endemische Gebiete die Bestätigungstests eingestellt wurden, erfolgte ab April 2020 in vielen kleineren Laboren ein PCR-Nachweis von SARS-CoV-2 nur noch über das E-Gen."

Wie aus einer Meldung von T-Online vom 02.09.2020 hervorgeht[59], gibt es allerdings auch größere Labore, die nur auf ein Gen testen und keine Bestätigungstests durchführen, während andere an der Notwendigkeit einer Testung auf mehrere Genstellen festhalten, um so die Zahl falsch positiver Ergebnisse deutlich zu reduzieren :

„Die Deutsche Presse-Agentur hat beispielhaft mehrere große Labore angefragt. Konkret ge-antwortet hat Synlab, ein Anbieter, der nach eigenen Angaben aktuell bis zu 80.000 Tests pro Woche durchführt. Synlab schreibt, dass standard-mäßig nicht auf mehrere Genstellen getestet wird. Auch werde nicht jedes positive Testergebnis mit einem Zusatztest bestätigt. Dies sei in Anbetracht

der Expertise und der Qualität der Tests nicht mehr erforderlich.

Der Laborbetreiber Bioscentia erläutert auf seiner Internetseite, dass bei den Tests nach drei Virus-genorten gesucht werde. Daher addiere sich die sogenannte Gesamt-Spezifität auf 99,99 %. Von 10.000 Nicht-Infizierten bekommt demnach einer ein falsch positives Ergebnis, glaube also fälsch-licherweise, er sei infiziert."

Ein weiteres Kriterium bei der Interpretation von PCR-Testergebnissen ist der sogenannte CT-Wert. Die Fachinformation von Biovis informiert dazu wie folgt:

„Bei PCR-Tests ist es nicht nur wichtig zu wissen, ob SARS-CoV-2 nachgewiesen werden konnte oder nicht, es ist auch wichtig zu erfahren, wie viele Viren gefunden wurden. Aufschluss darüber gibt der sogenannte CT-Wert, die Zahl an Amplifikations-zyklen, die erforderlich ist, um das Virus nach-weisbar zu machen. Bei Patienten mit einer sehr hohen Viruslast finden sich CT-Werte unter 20. Mittlere CT-Werte von 25 lassen auf das Vor-handensein von etwa 100.000 Viren/ml schließen. Bei CT-Werten von 30 sind es gerade einmal 100. Liegen die CT-Werte über 33 oder 34 sind es weniger als 20 Viren/ml. Eine Anzucht der Erreger gelingt in diesen Fällen kaum noch. Aufgrund der geringen Viruslast, sind die Patienten daher nicht mehr infektiös. Um die Sensitivität des SARS-CoV-2-

Nachweises zu erhöhen und auch geringste Virusmengen bei beginnenden Infektionen erfassen zu können, wurde jedoch empfohlen die Zahl der Amplifikationszyklen auf 40 zu erhöhen. Damit wird die Detektionsgrenze des Verfahrens erreicht, wobei die erhöhte Sensitivität zu Lasten der Spezifität geht, d. h. falsch positive Ergebnisse werden häufiger. Fraglich positive SARS-CoV-2-PCR-Tests mit CT-Werten über 35 sind nicht selten und sollten immer kontrolliert werden."

Zusammenfassend wird in der Fachinformation schließlich zum von Biovis' Diagnostik angebotenen PCR-Test festgehalten:

„Das von Biovis eingesetzte Testverfahren weist neben dem E-Gen zwei SARS-CoV-2-spezifische Gene nach, das RdRP und das S-Gen. Es kann also sicher unterschieden werden, ob es sich wirklich um SARS-CoV-2 oder um andere Coronaviren handelt. Biovis gibt nicht nur Ergebnisse als „positiv" oder „negativ" an. Im Befund werden CT-Werte aufgeführt, die Rückschlüsse auf die Viruslast zulassen. Das ist wichtig, denn mehrere Studien weisen darauf hin, dass Patienten mit CT-Werten über 33 oder 34 nicht mehr ansteckend sind. Dies berücksichtigt auch das RKI bei seinen Entlassungsrichtlinien (Stand Juli 2020).
Résumé: Das PCR-Verfahren ist ein sehr sensitives und wertvolles Instrument zum Nachweis von SARS-CoV-2, allerdings nur dann, wenn die oben genannten Kriterien tatsächlich Berücksichtigung finden."

Die Arbeitsgemeinschaft Influenza (AGI) des Robert-Koch-Instituts (RKI) berichtet über die Grippesaison 2020/2021[60]:

„In der Saison 2020/21 hat sich weder in Deutschland noch in den anderen europäischen Staaten eine auf Bevölkerungsebene messbare Grippewelle aufgebaut. Die ARE-Raten in der Bevölkerung und die Arztbesuche wegen akuter Atemwegsinfektionen blieben unter dem Niveau der Vorjahre, während die Zahl schwerer, krankenhauspflichtiger Atemwegsinfektionen insbesondere bei älteren Menschen das Niveau früherer Grippewellen erreichte oder sogar überstieg. Allerdings waren die schwer verlaufenden Atemwegserkrankungen nicht auf vermehrte Influenzainfektionen, sondern fast ausschließlich auf COVID-19-Erkrankungen zurückzuführen. Weltweit wird weiterhin über eine ungewöhnlich niedrige Influenza-Aktivität berichtet."

Das PCR-Testverfahren ist ein wertvolles Instrument zum Nachweis von COVID-19-Erkrankungen, *„allerdings nur dann, wenn die oben genannten Kriterien tatsächlich Berücksichtigung finden."* Erkältungssymptome sind in den Wintermonaten recht häufig. Hier besteht prinzipiell die Möglichkeit einer Verwechslung mit anderen Erregern. Eine derartige Differenzierung bei der Verwendung von PCR-Tests zum SARS-CoV-2-Nachweis (erforderlich ist dazu ein sogenannter Multiplex-PCR-Test) ist allerdings keineswegs selbstverständlich und schon gar nicht immer gegeben.

In dem einen oder anderen Fall könnte es daher durchaus sinnvoll sein, im Anschluss an ein positives Sars-CoV-2-PCR-Testergebnis einen Grippe-Test bzw. eine Differentialdiagnostik zur sicheren Erkennung des Erregers durchzuführen, weil gängige SARS-CoV-2-PCR-Tests eben nicht immer zuverlässig zwischen SARS-CoV-2 und anderen Erregern unterscheiden, wie z. B. aus der folgenden Produktbeschreibung eines SARS-CoV-2-Testkits [61] ersichtlich ist:

„*Specificity: non-specific interference of influenza A Virus (H1N1), Influenza B Virus (Yamagata), Respiratory Syncytial Virus (type B), Respirator Adenovirus (type 3, type 7), Parainfluenza Virus (type 2), Mycoplasma Pneumoniae, Chlamydia Pneumoniae, etc.*"

Das Infektionsschutzgesetz sieht für Kontaktpersonen von SARS-COV-2-PCR-positiv getesteten Personen die Quarantäne vor. Dies kann für Ungeimpfte, sofern sie nicht selbst infiziert sind (die Lohnfortzahlung besteht im Krankheitsfall weiter), mit dem Wegfall der Lohnfortzahlung einhergehen. So könnte man als Kontaktperson vom Gesundheitsamt den eindeutigen Nachweis fordern, dass die positiv getestete Person, zu der man Kontakt hatte, tatsächlich mit SARS-CoV-2 und nicht etwa mit Influenza infiziert ist. Da für eine Quarantäneanordnung eigentlich eine richterliche Anordnung erforderlich ist, könnte man eine solche Forderung auch beim Gericht anbringen und so das Gesundheitsamt gegebenenfalls zu einer Differentialdiagnostik verpflichten.

Die Verwechslung mit Grippe in zahlreichen Fällen wegen der bevorzugten Testung auf SARS-CoV-2 wäre neben dem plötzlichen „Aussterben" von Influenza übrigens eine weitere mögliche Erklärung für die ungewöhnlich niedrige Influenza-Aktivität der Grippesaison 2020/ 2021. In der Fachinformation von Biovis' Diagnostik heißt es dazu (bezogen auf den Herbst 2020):

„Im Herbst beginnt die Grippesaison aufs Neue und damit die Zeit der respiratorischen Erreger, wie u. a. Influenza- und Corona-Viren. Millionen Menschen werden grippale Symptome zeigen, viele von ihnen werden sich auf SARS-CoV-2 untersuchen lassen aus Angst an COVID-19 zu erkranken. Alleine um die Angst nicht weiter zu schüren, erscheint es sinnvoll bei auftretenden Symptomen im Abstrich nicht nur nach SARS-CoV-2, sondern gleichzeitig nach anderen häufigen „Grippeviren" zu suchen. In eher seltenen Fällen wird die Ursache SARS-CoV-2 sein.

Biovis bietet mit dem neuen SARS-CoV-2 PCR Plus-Profil einen Multiplex-PCR-Test an, der neben dem neuen Coronavirus mit Influenza A und B sowie RSV A und B weitere besonders häufige Erreger von Atemwegsinfektionen nachweist. Da die Viren ähnliche Symptome hervorrufen, bietet der Test

eine schnelle und zuverlässige Möglichkeit zur Ursachenklärung.
Natürlich beinhaltet auch das SARS-CoV-2-PCR-Plus-Profil alle oben genannten, wichtigen Kriterien. Die Multiplex-PCR enthält eine Abstrichkontrolle, sie ermöglicht durch Kombination mehrerer Zielgene einen spezifischen Nachweis von SARS-CoV-2 und bietet eine Erregerquantifizierung über CT-Werte."

Am 17.12.2020 meldete der österreichische Sender ORF die Verkaufszulassung eines Tests des französischen Diagnostikunternehmens Biomerieux zur Unterscheidung von COVID-19 von einer Grippe und zwei weiterer Atemwegserkrankungen mit ähnlichen Symptomen[62]:

„Ärzte sollen damit eine schnellere Diagnose treffen und durch die entsprechende Behandlung Leben retten können. Die Möglichkeit, auf Influenza zu testen, gibt es seit Langem. Neu an dem nun entwickelten Test ist, dass er mögliche Infektionen auf mehrere Viruserkrankungen auf einmal abprüft. Nach Erhalt der europäischen CE-Kennzeichnung wird der Test in Europa und anderen Ländern, die diese Zertifizierung anerkennen, erhältlich sein. Mittels eines Nasenabstrichs können die Testkits die Grippetypen A und B, Covid-19 sowie zwei weitere Viruserkrankungen nachweisen."

Lungenentzündungen können allerdings nicht nur von Viren verursacht werden, sondern auch von Bakterien oder Pilzen. Auch ganz gewöhnliche

Bakterien, die häufig in den oberen Atemwegen vorkommen, können unter besonderen Umständen schwere Lungenentzündungen und Tod verursachen. Die Berliner Morgenpost meldete am 11.07.2018[63]:

„Die Todeszahlen infolge einer Pneumonie sind seit 70 Jahren unverändert hoch: 30.000 jedes Jahr."

Eine Untersuchung an postmortalen Proben von Menschen, die 1918 – 1919 an Influenza (Spanische Grippe) starben, ergab einheitlich schwere Veränderungen, die auf bakterielle Lungenentzündung hinwiesen. Eine Studie mit dem Titel „Predominant Role of Bacterial Pneumonia as a Cause of Death in Pandemic Influenza: Implications for Pandemic Influenza Preparedness" von 2008 von David. M. Morens, Jeffrey K. Taubenberger und Anthony S. Fauci[64] kam zu dem Ergebnis:

„Die Mehrheit der Todesfälle in der Influenza-Pandemie 1918-1919 resultierte wahrscheinlich direkt aus einer sekundären bakteriellen Lungenentzündung, verursacht von gewöhnlichen Bakterien der oberen Atemwege."

Gerade vor dem Hintergrund, dass auch während der Spanischen Grippe weltweit eine strenge Maskenpflicht bestand, sollte die Erkenntnis, dass die tödlichen Lungenentzündungen der Spanischen Grippe überwiegend durch gewöhnliche Bakterien der oberen Atemwege verursacht wurden, dringend weitere Forschungen über einen möglichen Zusammenhang zwischen dem Tragen von Masken im Alltag und sekundären bakteriellen Lungenentzündungen anregen. Dies gilt umso mehr, da auch bei COVID-19 sehr häufig sekundäre bakterielle Infektionen die Lungenentzündungen verursachen. Die Pharmazeutische Zeitung veröffentlichte dazu bereits am 28.04.2020 unter dem Titel „Erst Coronavirus, dann Superbugs" einen Artikel, der sich mit Sekundärinfektionen bei COVID-19-Patienten befasste[65]:

„Die Sekundärinfektionen bei den Covid-19-Patienten scheinen dabei auch einen Einfluss auf deren Überleben zu haben. Eine weitere Auswertung von Krankenhauspatienten in Wuhan, die ebenfalls im »The Lancet« veröffentlicht wurde, zeigt, dass die Hälfte aller verstorbenen Covid-19-Patienten eine Sekundärinfektion hatte. Allzu überraschend ist das nicht. Bereits während früherer Pandemien, etwa der Spanischen Grippe, starben viele Patienten nicht an dem Virus selbst, sondern an einer bakteriellen Sekundärinfektion."

Dieses Wissen um die Bedeutung von sekundären bakteriellen Infektionen der Lunge für schwere und tödliche Verläufe von COVID-19, seien es gewöhnliche Bakterien, die sich in durchfeuchteten Masken stark vermehren können, oder multiresistente Krankenhauskeime, ist im Alltagswissen insbesondere bei medizinisch nicht geschulten Menschen viel zu wenig gegenwärtig, obwohl die hygienische

Handhabung der Masken, darunter auch die regelmäßige Verwendung neuer Masken, von lebenswichtiger Bedeutung zu sein scheint. Dies gilt umso mehr für Kinder, denen eine solche Handhabung im Allgemeinen schwerer fallen dürfte.

Im weiteren Verlauf der Fachinformation von Biovis' Diagnostik findet sich eine mögliche Erklärung, warum so viele Menschen mit einer SARS-CoV-2-Infektion nicht oder nur leicht erkranken:

„Eine zelluläre Basisimmunität durch kreuzreagierende T-Lymphozyten, ausgelöst durch vorangegangene Infektionen mit weltweit endemischen Coronaviren, scheint die wahrscheinlichste Erklärung für die Tatsache zu sein, dass 80 – 90 % der Menschen nach einer Infektion mit SARS-CoV-2 nicht oder nur leicht erkranken.
Zahlreiche Studien konnten zeigen, dass bei einem erheblichen Anteil von bisher nicht exponierten Menschen aus unterschiedlichsten Regionen bereits T-Zellen vorhanden sind, die spezifisch auf SARS-CoV-2 reagieren [38, 42, 52 – 54]. Das deutet auf bereits existierende kreuzreaktive T-Gedächtniszellen hin."

Die Publikation von Biovis' Diagnostik schließt mit einem beruhigenden Ausblick auf die zum Zeitpunkt der Veröffentlichung noch bevorstehende Grippesaison 2020/2021:

„Auch wenn mit der bevorstehenden Grippesaison die SARS-CoV-2-Problematik wieder alle Medien beherrschen wird und die Testzahlen auf neue Höchststände ansteigen werden, haben wir mit den vorgestellten Testverfahren ein ausgewogenes Instrumentarium um sicher analysieren und Angst nehmen zu können. Gerade die neuen Erkenntnisse über eine zelluläre Abwehr gegen SARS-CoV-2 und eine vermutlich bestehende Basisimmunität durch kreuzreagierende T-Zellen lassen für die Zukunft hoffen. Nachweisverfahren hierfür stehen Ihnen schon jetzt bei Biovis zur Verfügung!

Ganz abgesehen von einer soliden Diagnostik wissen Sie, dass gerade unsere integrative Medizin zahlreiche Möglichkeiten für eine gute und wissenschaftlich fundierte Prävention bietet."

Kapitel 12
Sinn und Unsinn der Maßnahmen:
Von der Maske bis zur Impfung

12.1
Gesundheitsnotlage?

Ziel der Maßnahmen, so steht es u. a. in den Coronaschutzverordnungen, sei es, eine Überlastung des Gesundheitssystems zu verhindern, also Situationen zu verhindern, in denen nicht alle Erkrankten eine angemessene medizinische Behandlung erhalten können und schwerwiegende Triage-Entscheidungen nötig werden. An den Rand der Belastungsfähigkeit kam das deutsche Gesundheitssystem lokal in der Vergangenheit eigentlich regelmäßig bei schwereren Grippewellen, wie einem Artikel des Ärzteblatts vom 07.02.2017 mit dem Titel „Grippewelle sorgt für überlastete Kliniken" zu entnehmen ist[66]:

„Immer wieder müssten Kliniken in Nürnberg ihre Notaufnahmen zeitweise schließen, sagte Reißmann [Anm.: Sprecher der Feuerwehr Nürnberg]. Teils müssten Patienten auf Krankenhäuser in Erlangen und im Nürnberger Land verteilt werden.
„Die Rettungswagen sind derzeit lange unterwegs, bis sie die Patienten unterbringen."
Auch in München registrieren die Rettungsdienste Engpässe bei den Notaufnahmen. Notfallpatienten kämen aber immer unter, sagte heute der

Geschäftsleiter des Rettungszweckverbandes München, Roland Dollmeier. Nicht dringende Krankentransporte seien hingegen gelegentlich etwas länger unterwegs. Die Situation sei aber nicht außergewöhnlich.

„Es ist seit Anfang des Jahres problematisch – aber das ist fast jedes Jahr so." Schließlich verschärften Krankheitsfälle bei den Rettungskräften die Situation.

Beim Städtischen Klinikum München hieß es, die Versorgung bei schwerwiegenden Erkrankungen sei von dem Andrang der Grippepatienten unberührt. In weniger schweren Fällen sollten die Betroffenen zum Hausarzt oder in ärztliche Bereitschaftspraxen gehen. Allerdings werden einige Patienten, bei denen zur Grippe beispielsweise eine Lungenentzündung kam, stationär behandelt. Dabei müssen zum Teil Isolationsmöglichkeiten geschaffen werden, um eine Ausbreitung der Grippe im Krankenhaus zu verhindern."

Ein Ausbau des Gesundheitssystems insbesondere im Bereich des Personals, sei es durch attraktivere Arbeitsbedingungen für Pflegekräfte, die vorübergehende Reaktivierung aus dem erlernten Beruf ausgeschiedenen Fachpersonals oder die Anwerbung freiwilliger Helfer, hat bisher jedoch eher weniger statt gefunden.

Intensivbettenauslastung

Aller Medienberichte zum Trotz drohte dem deutschen Gesundheitssystem eine Überlastung durch schwer oder kritisch erkrankte COVID-19-Patienten zu keiner Zeit. Stattdessen gab es im Frühjahr 2020 während der ersten Welle Leerstand und Kurzarbeit in vielen Krankenhäusern und Arztpraxen[67]. Die Zeitreihen des DIVI-Intensivregisters[68] (s. Abb. 1 und 2 auf der folgenden Seite), die seit Frühjahr 2020 die gemeldeten und belegten Intensivbetten in Deutschland bzw. in den Bundesländern im Diagramm darstellen, lassen weder zur zweiten noch zur dritten Welle eine deutliche Zusatzbelegung der Intensivbetten durch COVID-19-Patienten erkennen, obwohl genügend freie Kapazitäten vorhanden waren. Die Auslastung der Intensivstationen lag deutschlandweit durchgehend bei etwa 80 % (ohne Notfall-Kapazitäten[8]), wobei zu berücksichtigen ist, dass eine relativ hohe Auslastung der Intensivbettenkapazitäten schon aus wirtschaftlichen Gründen sinnvoll ist. Darüberhinaus ist es üblich, Patienten, die auch auf einer Normalstation versorgt werden könnten, bei ausreichend freien Intensivbetten auf der Intensivstation zu betreuen, weil dort die Versorgung besser ist. Eine relativ hohe Auslastung der Intensivbetten ist für sich allein genommen daher keineswegs ein sicheres Indiz für eine hohe Belastung des Gesundheitssystems insgesamt.

---

[8] innerhalb von 7 Tagen einsetzbare Intensivbetten

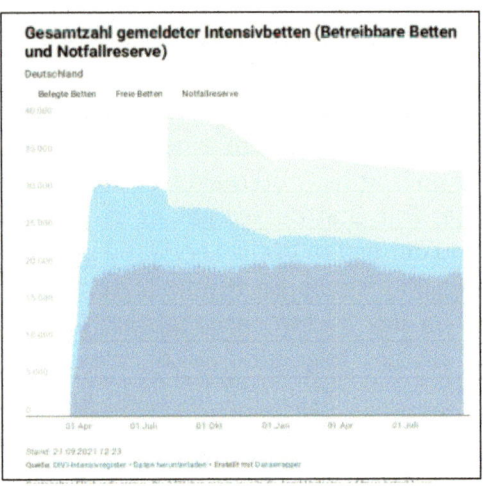

Abb. 1: Verfügbare, belegte und freie Intensivbetten deutschlandweit

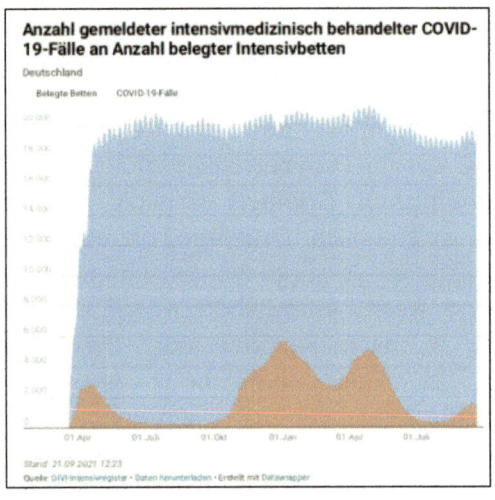

Abb. 2: Anteil der COVID-19-Patienten an belegten Intensivbetten deutschlandweit

168

Zudem dürften die Kapazitäten eher größer als knapper gewesen sein. Am 10.06.2021 meldete BILD online[69]:

„Es ist einer der größten Skandale der Corona-Krise: Zahlreiche Kliniken meldeten bewusst weniger freie Intensivbetten als sie hatten – um Geld vom Steuerzahler zu kassieren! Das enthüllt ein Bericht des Bundesrechnungshofs (BRH).
Das Schlimmste daran: Die Bundesregierung wusste seit Monaten über die Manipulation Bescheid.“

Solange noch dazu die Notfall-Kapazitäten, deren Sinn ja gerade darin besteht, im Falle eines starken Anstiegs der Zahl der Patienten, die eine intensivmedizinische Versorgung benötigen, zusätzliche Intensivbetten bereitzustellen, nicht auch nur ansatzweise in Anspruch genommen werden mussten und müssen (vgl. Abbildungen S. 168), solange verfügt das Gesundheitssystem auch noch über Belastungsreserven. Dennoch wurde die Inanspruchnahme der Notfall-Kapazitäten, die gegenüber den strafbewehrten und in die Grundrechte eingreifenden Zwangsmaßnahmen der Coronaschutzverordnungen immer ein milderes Mittel darstellt und daher in der Pandemiebekämpfung bevorzugt werden müsste, in der politischen und öffentlichen Diskussion nicht einmal angedacht.

Übersterblichkeit

Es ist nicht die Aufgabe des Staates, jeden einzelnen seiner Bürger vor schwerer Krankheit und Tod zu bewahren (das kann er auch nicht), und schon gar nicht, indem er die Grundrechte beschneidet, deren Sinn gerade darin besteht, den Bürger vor übermäßigen Übergriffen des Staates zu schützen. Er sollte allerdings ein funktionierendes Gesundheitssystem bereitstellen und vor besonderen Gefahren, z. B. vor übertragbaren Krankheiten, warnen bzw. Verhaltensempfehlungen geben.

Die Sonderauswertung zu den Sterbefallzahlen der Jahre 2020/2021 des Bundesamtes für Statistik[70] berichtet von verschiedenen Sonderentwicklungen in 2020. So lagen die Sterbefallzahlen im ersten Quartal, der typischen Grippezeit am Jahresanfang, unter dem Durchschnitt der Jahre 2016 bis 2019. Im April, als gleichzeitig auch ein Anstieg der gemeldeten COVID-19-Todesfälle zu beobachten war, lag die Zahl der Verstorbenen 10% über dem Durchschnitt der Vorjahre, ab Mai dann auf dem durchschnittlichen Niveau der Vorjahre. Von August bis Mitte Oktober waren die Fallzahlen wieder erhöht, stiegen dann zeitgleich mit dem Anwachsen der laborbestätigten COVID-19-Todesfälle weiter an und lagen im Dezember 31% über dem Vorjahresdurchschnitt.

Die in der Sonderauswertung herausgestellte zeitliche Übereinstimmung zwischen den gesamten

Sterbefallzahlen und den gemeldeten COVID-19-Todesfällen lässt insgesamt eine Übersterblichkeit für das Jahr 2020 durch die Corona-Pandemie vermuten, verursacht durch erhöhte Sterbefallzahlen in den besonders durch kritische COVID-19-Verläufe bedrohten Bevölkerungsgruppen. Der Wirtschaftsinformatiker Marcel Barz veröffentlichte im August 2021 in dem Video „Die Pandemie in den Rohdaten"[71] eine Auswertung der Sterbefallzahlen des Jahres 2020. Um einem Freund die Pandemie nachzuweisen, hatte er die beim Statistischen Bundesamt abrufbaren Daten zu Sterbefällen und Bevölkerungsstand[72] in Deutschland aus den Jahren 2012 bis 2020 nach Altersgruppen getrennt und unter Berücksichtigung der über die Jahre veränderten Bevölkerungsstrukur analysiert. Er kam zu dem folgenden, ihn überraschenden Ergebnis:

- In keiner(!) Altersgruppe war die Sterblichkeit in 2020 auffällig hoch.
- Für die Gruppe der 50-60 Jährigen und der 80-90 Jährigen war 2020 bezogen auf die Sterblichkeit sogar das zweitbeste Jahr.
- Für die Gruppe der 0-15 Jährigen und der 15-30 Jährigen war 2020 bezogen auf die Sterblichkeit das beste Jahr.

In den Sterbefallzahlen ist bei differenzierter Betrachtung für 2020 eine Übersterblichkeit in der von tödlichen COVID-19-Verläufen besonders stark betroffenen Altersgruppe der über 80-Jährigen[73] nichts zu sehen. Die gemäß den Meldedaten des

RKI „in Verbindung mit" COVID-19 Verstorbenen dieser Altersgruppe sind offenbar nicht zusätzlich zu den üblicherweise in diesem Alter Verstorbenen hinzugekommen!

12.2
Maßnahmen

Masken

Wie oben gezeigt wurde, gibt es keine evidenzbasierte Studie, die eine Reduktion der Infektionsraten durch Masken im öffentlichen Raum belegt oder auch nur nahelegt. Nicht einmal beim Zusammenleben mit infizierten Personen in gemeinsamen Haushalten konnten Masken das Infektionsrisiko signifikant senken. (Gäbe es eine solche, hätten die Deutsche Gesellschaft für Pneumologie und die Faktenchecker sie sicher gefunden!) Studien zum Nachweis der Filtrationsleistung belegen keine epidemische Wirksamkeit.
In einem offenen Brief an die Bundesregierung kritisierte die Gesellschaft für Aerosolforschung Corona-Maßnahmen wie die Sperrung von Spazierstrecken oder das Verbot, sich in den Parks zu treffen, da das Coronavirus im Freien nur äußerst selten übertragen werde und nie zu Clusterinfektionen führe[74].

Dennoch wurden Masken im öffentlichen Raum zunächst in Form der Alltagsmasken, später als medizinische Masken nicht nur in geschlossenen Räumen durchgehend Pflicht, sondern auch im Freien, z. B. auf Parkplätzen, bei Versammlungen und Demonstrationen (z. B. gegen die Maskenpflicht) sowie auf dem Schulgelände.

Lockdown

Maßgeblich für die Bewertung des Infektionsgeschehens ist die sogenannte Reproduktionszahl (R-Wert), also die Anzahl derer, die von einem Erkrankten infiziert werden. Bei einem R-Wert über 1 weitet sich das Infektionsgeschehen aus, bei einem R-Wert unter 1 klingt die Pandemie ab.

Das Robert-Koch-Institut zeigte bereits im April 2020 in seinem Bulletin 17/2020[75] in einer Grafik zum Verlauf des R-Wertes, dass der R-Wert längst unter 1 gesunken, die Pandemie also längst im Abklingen war, bevor der im März 2020 verhängte Lockdown seine Wirkung überhaupt erst entfalten konnte. In der Folgezeit bewirkte der Lockdown auch kein weiteres Absinken des R-Wertes, der in den folgenden Wochen nahezu konstant um 1 verblieb. (Wenn der erste Lockdown schon nicht für den Rückgang der Infektionszahlen verantwortlich war, musste sein „Erfolg" auch nicht durch die im Sommer 2020 anschließend eingeführte und seither durchgängig geltende Maskenpflicht im öffentlichen Raum „gesichert" werden.)
Zu einer ähnlichen Bewertung der nachfolgenden Lockdowns kommt der 16. Codaq-Bericht der

Ludwig-Maximilians-Universität München vom 28.05.2021[76]. Dort heißt es im Kapitel „Bewertung des Epidemie-Geschehens in Deutschland: Zeitliche Trends in der effektiven Reproduktionszahl" im Fazit:

„Bei den R-Werten, wie sie vom Robert-Koch-Institut täglich bestimmt werden, ergibt sich seit September [2020] *kein unmittelbarer Zusammenhang mit den getroffenen Maßnahmen – weder mit dem Lockdown-Light am 2. November und der Verschärfung am 16. Dezember 2020, noch mit der „Bundesnotbremse", die Ende April 2021 beschlossen wurde."*

Impfungen

Der Verlauf des Infektionsgeschehens wird ohne Bedrohung der medizinischen Versorgung der Bevölkerung und ohne Wirksamkeit von Masken und Lockdowns offensichtlich ganz natürlich durch die Saisonalität von Erkältungsviren, der eigenverantwortlichen Absonderung Erkrankter (allenfalls das Verbot von Großveranstaltungen in der Anfangszeit der Pandemie könnte einen Einfluss auf das Infektionsgeschehen gehabt haben) und eine bereits gegebene, verbreitete Kreuzimmunität zu anderen bekannten Coronaviren bestimmt.

An der Universität Tübingen konnte in einer Studie von Dr. Juliane Walz in 81% von Blutproben, die bereits vor dem Ausbruch der Pandemie gesammelt wurden, eine kreuzreaktive T-Zell-Erkennung von SARS-CoV-2 nachgewiesen werden[77]:

„Eine solche kreuzreaktive T-Zell-Erkennung ist jedoch nicht gleichzusetzen mit einer Immunität gegen SARSCoV-2. „Wie sich diese kreuzreaktive T-Zell-Erkennung in 81 Prozent der Bevölkerung auf eine Infektion mit SARS-CoV-2 sowie auf die Schwere der Erkrankung auswirkt, werden wir in weiteren Studien prospektiv untersuchen", kommentiert Walz dieses Ergebnis."

In einem Beitrag von n-tv vom 27.04.2021 mit dem Titel „Kreuzimmunität durch Corona-Vorinfektionen"[78] wird auf eine nachgewiesene Schutzwirkung früherer Infektionen mit anderen humanen Coronaviren vor schweren COVID-19-Verläufen hingewiesen:

„Menschen, die mit einem vor der Pandemie bekannten Coronavirus infiziert waren, entwickeln nur sehr selten einen schweren Covid-19-Verlauf. Das haben Forscher um Martin Dugas von der Universität München herausgefunden. Dass es eine sogenannte Kreuzimmunität im Zusammenhang mit Coronavirus-Infektionen geben könnte, hatten Forscher schon zu Beginn der Pandemie angenommen. Die Ergebnisse von zwei Untersuchungen liefern nun starke Hinweise darauf, dass diese tatsächlich existiert.
Weil die vier altbekannten Coronaviren mit den Bezeichnungen HCoV-229E, HCoV-NL63, HCoV-

HKU1 und HCoV-OC43 genetische Ähnlichkeiten mit Sars-CoV-2 haben, hält der Körper nach einer Infektion damit Antikörper und T-Zellen bereit, die auch auf bestimmte Teile von Sars-CoV-2 reagieren."

In der Werbekampagne „#ÄrmelHoch – das Update zur Corona-Schutzimpfung vom 20./21. August 2021"[79] des Bundesministeriums für Gesundheit heißt es jedoch in einer ganzseitigen Anzeige unverändert:

„Der angestrebte Gemeinschaftsschutz wird erreicht, wenn möglichst viele einen vollständigen Impfschutz erhalten haben – deshalb zählt jede Impfung"

In fünf Rubriken wird über den Impffortschritt, das erhöhte Ansteckungsrisiko der Delta-Variante, die Bedeutung der zweiten Impfung für den eigenen Schutz sowie weitere Möglichkeiten des Schutzes vor COVID-19, nämlich Beachtung der AHA-L-Regeln (Abstand, Hygiene, Masken im Alltag, Lüften) und Testen informiert, kein Wort übrigens von einer Stärkung des Immunsystems… Und erst recht kein Wort zu möglichen Risiken und Nebenwirkungen, wie es in jeder gewöhnlichen Werbung für Arzneimittel in Deutschland gesetzlich vorgeschrieben ist.

Doch die neuartigen Impfstoffe von Astrazeneca, Moderna, Johnson & Johnson bzw. Pfizer/BioNTech sind bei Beginn der Impfkampagne weltweit nur bedingt zugelassen worden bzw. haben nur eine Notfallzulassung.

Es handelt sich mit Beginn der Impfungen in der Bevölkerung um Langzeit-Studien zu den Impfstoffen, wie aus dem folgenden Beitrag des ZDF vom 20.11.2020[80] hervorgeht:

„Im Kampf gegen Corona wartet die Welt auf einen Impfstoff. Der Impfstoff von BioNTech und Pfizer ist den beiden Unternehmen zufolge schon auf der Zielgeraden. Läuft alles gut, kann er noch vor Weihnachten auf den Markt kommen - mit einer sogenannten Notfallzulassung. [...]
Die Bezeichnung lässt vermuten, dass es einzig und allein um Schnelligkeit geht. Doch der Schritt sei die logische nächste Stufe auf dem Weg zu einem Impfstoff, sagt Stephan Becker, Virologe an der Universität in Marburg, im ZDF heute journal.
Für eine normale Zulassung habe man noch nicht alle Daten, erklärt Becker. "Die werden dann nachgereicht." Doch fehlt so die Zeit, alle möglichen Nebenwirkungen auszutesten, bevor der Impfstoff auf den freien Markt kommt. [...]
"Von dem, was wir wissen, sind die Nebenwirkungen sehr mild", sagt Becker. Das Impfstoff-Profil werde sehr genau beobachtet - allerdings erst, wenn die Impfungen bereits laufen. "Das ist der Sinn von so einer Notfallzulassung."
Bei einer so schnellen Zulassung stellt sich auch die Frage, wie viel von der Entwicklung wissenschaftlich belegt ist. "Das ist momentan das, was wir als

Wissenschaftler vermissen", räumt Virologe Becker ein. "Wir Wissenschaftler haben noch nicht die Ergebnisse, was bei der Studie herausgekommen ist." Er rechnet aber damit, dass sie ihnen bald vorgelegt werden."

Oder wie es der Präsident des Robert-Koch-Instituts, Dr. Lothar Wieler, im Oktober 2020 in einem Interview[81] formulierte:

„Also, wir gehen alle davon aus, dass im nächsten Jahr Impfstoffe zugelassen werden. Wir wissen nicht genau wie die wirken, wie gut die wirken, was die bewirken, aber ich bin sehr optimistisch, dass es Impfstoffe gibt, ja."

Bereits vor der Zulassung wurden von verschiedenen Seiten große Bedenken geäußert, wie heise.de unter der Überschrift „Corona-Impfungen als größtes Humanexperiment der modernen Geschichte" am 01.12.2020 berichtete[82]. Insbesondere die extrem beschleunigten Zulassungsverfahren gingen zu Lasten der Patientensicherheit und die Daten zur Wirksamkeit beruhten nur auf den Angaben der Hersteller, z. B. 94,1% für den Impfstoff von Moderna oder 95% für den von BioNTech.

Es dürfte aber nur wenigen Menschen, die sich seither haben impfen lassen, bewusst sein, dass sie als Probanden an der letzten Phase der jeweiligen Impfstoffstudien mit all den damit verbundenen Risiken eines noch unzureichend getesteten Impfstoffes teilnehmen. N-TV bezeichnete Israel z. B. in einem Bericht vom 04.02.2021 als „Versuchslabor"[83]:

„Israel hat bei den Impfungen gegen das Coronavirus einen beeindruckenden Vorsprung vor allen anderen. Das Land ist damit eine Art Versuchslabor für die Pharmaunternehmen Biontech und Pfizer.[…]
Außer Geld hat Israel dem Pharmaunternehmen noch etwas anderes zu bieten: Massenhaft Gesundheitsdaten seiner Bürger über Corona-Infektionen und Impfungen, die Rückschlüsse auf deren Wirksamkeit ermöglichen.[…]
Israel hat eines der modernsten medizinischen Datensysteme der Welt und liefert den Pharmakonzernen Echtzeitinformationen zur Immunisierung. Beste Voraussetzung, um zu erforschen, wie sich der in Studien erprobte Impfstoff unter realen Bedingungen bewährt."

Ausgehend von den schrecklichen Menschenversuchen des 3. Reiches, wie sie im Nürnberger Ärzteprozess an die Öffentlichkeit kamen, gilt der Nürnberger Kodex als ethischer Kompass für Versuche mit Menschen. Der Nürnberger Kodex besagt, dass medizinische Versuche an Menschen nur mit freiwilliger Zustimmung der Versuchsperson erfolgen dürfen, *„dass die betreffende Person im juristischen Sinne fähig sein muss, ihre Einwilligung zu geben; dass sie in der Lage sein muss, unbeeinflusst durch Gewalt, Betrug, List,*

Druck, Vortäuschung oder irgendeine andere Form der Überredung oder des Zwanges, von ihrem Urteilsvermögen Gebrauch zu machen; dass sie das betreffende Gebiet in seinen Einzelheiten hinreichend kennen und verstehen muss, um eine verständige und informierte Entscheidung treffen zu können"[84].

Der Nürnberger Kodex scheint unter Politikern, Medienvertretern, Medizinern und anderen Mitbürgern, die lautstark die Impfung möglichst der gesamten Bevölkerung fordern, entweder wenig bekannt oder aber belanglos zu sein, wie man der Äußerung des SPD-Kanzlerkandidaten Olaf Scholz („50 Millionen sind jetzt zwei Mal geimpft. Wir waren ja alle die Versuchskaninchen für diejenigen, die bisher abgewartet haben. Deshalb sage ich als einer dieser 50 Millionen – es ist gutgegangen! Bitte macht mit!"), und der Reaktionen darauf (CDU-Kanzlerkandidat Armin Laschet: „Menschen sind keine Versuchskaninchen in diesem Land." oder Bundesgesundheitsminister Jens Spahn: „Das ist nun wirklich Unsinn. Der Impfstoff ist zugelassen, sicher und wirksam.") entnehmen kann[85], angesichts der Gräuel der Menschenversuche unter der Herrschaft der Nationalsozialisten kein gutes Zeichen. Dass die Zahl der innerhalb der letzten Studienphase ohne Wissen darum allein in Deutschland Geimpften in die Millionen geht, macht es nicht besser.

Eine im Mai 2021 im „International Journal of Vaccine Theory, Practice, and Research" veröffentlichte Studie[86] des Massachusetts Institute of Technology (MIT), die sich mit Chancen und Risiken von m-RNA-Impfstoffen befasst und den Titel „Schlimmer als die Krankheit?" trägt, kommt zu folgendem Ergebnis:

„Experimentelle mRNA-Impfstoffe wurden als potenziell sehr vorteilhaft angepriesen, aber sie bergen auch die Möglichkeit von potenziell tragischen und sogar katastrophalen unvorhergesehenen Folgen. Die mRNA-Impfstoffe gegen SARS-CoV-2 wurden mit großem Tamtam eingeführt, aber es gibt viele Aspekte ihrer weit verbreiteten Anwendung, die Anlass zur Sorge geben. Wir haben hier einige, aber nicht alle dieser Bedenken aufgegriffen und möchten betonen, dass diese Bedenken potenziell schwerwiegend sind und sich möglicherweise erst nach Jahren oder sogar generationenübergreifend zeigen werden."

Zur Absicherung empfehlen die Forscher neben wiederholten Autoantikörpertests mindestens über längere Zeit geführte weitere Studien und Überwachungsmaßnahmen zur Wirksamkeit der Impfstoffe, ihrer Toxität auf Gehirn, Herz usw., der Übertragbarkeit impfspezifischer Formen der Spike-Proteine von Geimpften auf Ungeimpfte, der Umwandlung von RNA in DNA und der Implementierung des verimpften Codes in das Genom von Nachkommen. Sie schließen mit den Worten:

„Schließlich, und das ist ein naheliegender, aber tragischerweise ignorierter Vorschlag, sollte die Regierung die Bevölkerung ermutigen, sichere und erschwingliche Maßnahmen zu ergreifen, um ihr Immunsystem auf natürliche Weise zu stärken, wie z. B. sich im Sonnenlicht aufzuhalten, um den Vitamin-D-Spiegel zu erhöhen (Ali, 2020), und hauptsachlich biologische Vollwertkost zu essen, anstatt chemisch belastete verarbeitete Lebensmittel (Rico-Campa et al., 2019). Auch der Verzehr von Lebensmitteln, die gute Quellen für Vitamin A, Vitamin C und Vitamin K2 sind, sollte gefördert werden, da ein Mangel an diesen Vitaminen mit schlechten Ergebnissen von COVID-19 in Verbindung gebracht wird (Goddek, 2020; Sarohan, 2020)."

Entgegen den hochgesteckten Zielen sind die mittlerweile vorliegenden Ergebnisse der Massenimpfungen verheerend. Die Impfungen schützen nicht zuverlässig vor einer Infektion mit Sars-CoV-2, sondern „nur" vor schwerer Krankheit und Tod. Auch Geimpfte können an COVID-19 erkranken und andere anstecken, das Infektionsgeschehen also weiterhin negativ beeinflussen. Israel meldete im August 2021 trotz einer Impfrate von 59% vollständig Geimpfter erstmals seit Januar 2021 fast 10.000 Neuinfektionen an einem Tag[87]! Nach einem Bericht der amerikanischen CDC waren bei einem COVID-19-Ausbruch in Massachusetts 74% der Infizierten vollständig geimpft und hatten darüber hinaus in der Nase dieselbe Menge an Viren wie Ungeimpfte[88].

Impfdurchbrüche gibt es auch in Deutschland und sind für die Geimpften offensichtlich überaschend. Als es nach einer Party in einem Club in Münster, zu der nur Geimpfte und Genesene (2G-Regel) eingelassen worden waren, zu einem größeren Corona-Ausbruch kam, fragte der WDR in einem Beitrag vom 10.09.2021, wie sich trotz der 2G-Regel so viele anstecken konnten. Das Gesundheitsamt ging davon aus, dass es auf der Party mehrere Impfdurchbrüche gegeben habe, dass sich also Partybesucher infiziert hätten, obwohl sie geimpft waren.[89]

Die vielbeschworene Herdenimmunität nach dem Motto „Die Corona-Schutzimpfung bringt das volle Leben zurück" aus der Werbekampagne des Bundesgesundheitsministeriums[79] kann nach Ansicht von Dr. Andreas Gassen, des Präsidenten der Kassenärztlichen Bundesvereinigung (KBV), so nicht erreicht werden[90]:

„Selbst wenn 100 Prozent der Menschen in Deutschland geimpft seien, wird es keinen vollständigen Infektionsschutz geben", sagte Gassen. Die Wirksamkeit der Impfung gegen die Infektiosität der derzeit dominierenden Delta-Variante betrage 64 Prozent. „Die Botschaft lautet: Impfung schützt vor schwerer Krankheit und Tod", sagte KBV-Vize Dr.Stephan Hofmeister."

Es ist nicht einmal klar, was die Impfstoffe enthalten. So haben Forscher der Universität Ulm im

Impfstoff von Astrazeneca Verunreinigungen gefunden, die in diesem Ausmaß nicht in einen Impfstoff gehören würden, so die Forscher[91]. Auch im Impfstoff von Moderna wurden Verunreinigungen gefunden[92]:

„In Japan nehmen die Sorgen wegen Verunreinigungen beim Covid-19-Impfstoff von Moderna zu.
Eine weitere Million Impfdosen wurde zurückgezogen. Damit insgesamt nun mehr als 2,6 Millionen. Am Wochenende waren aus der Präfektur Gunma nahe Tokio erneut Verunreinigungen gemeldet worden. Demnach wurde dort eine winzige schwarze Substanz in einer Impfstoff-Ampulle gefunden."

Ernüchternd sind auch die Meldungen zu den Nebenwirkungen, die keineswegs nur „sehr mild" sind. So berichtet das Paul-Ehrlich-Institut (PEI) in seinem Sicherheitsbericht vom 10.06.2021[93] über schwerwiegende Reaktionen (d. h. Reaktionen, bei denen die Betroffenen im Krankenhaus behandelt werden mussten bzw. die medizinisch bedeutsam waren):

„Bis zum 31.05.2021 wurden laut Angaben des Robert-Koch-Instituts 50.541.084 Impfungen durchgeführt.[…] Die Melderate betrug für alle Impfstoffe zusammen 1,6 pro 1.000 Impfdosen, für Meldungen über schwerwiegende Reaktionen 0,2 pro 1.000 Impfdosen gesamt."

Die folgende Tabelle stammt ebenfalls aus dem Sicherheitsbericht des PEI und listet die gemeldeten Verdachtsfälle von Nebenwirkungen oder Impfkomplikationen nach Impfstoff in Deutschland in der Zeit vom 27.12.2020 bis zum 31.07.2021 sowie ihren Anteil an schwerwiegenden Impfreaktionen:

Impfstoff	Meldungen Verdachtsfälle gesamt	schwerwiegend (Anteil % der Gesamtmeldungen)
Corminaty (BioNTech)	67.165	8.248 (12,3 %)
Spikevax (Moderna)	19.962	944 (4,7 %)
Vaxzevria (Astra Zeneca)	40.368	4.406 (10,9 %)
COVID-19-Impfstoff Janssen	3.628	255 (7,0 %)
Impfstoff unbekannt	548	174 (31,8 %)
Gesamt	**131.671**	**14.027 (10,7 %)**

Wie aus der Tabelle ersichtlich, wurden seit Beginn der Impfungen bis Ende Juli 2021 mehr als 14.000 schwerwiegende Impfreaktionen gemeldet, wobei auf den von der Bundesregierung letztlich priorisierten Impfstoff des deutschen Hersteller BioNTech (in Kooperation mit Pfizer aus den USA) mit Abstand die anteilig meisten schwerwiegenden Impfreaktionen entfallen. Dazu zählen Thrombosen (oftmals an ungewöhnlichen Orten wie zerebrale Hirnvenen, Milz- oder Lebervenen), Lungenembolien, Thrombozytopenie, Guillain-Barré-Syndrom, anaphylaktische Reaktionen, Myokarditis und Perikarditis bei jungen Menschen, deren Risiko einer COVID-19-Erkrankung in der Regel eher gering ist.

1,4% der gemeldeten Verdachtsfälle zu Corminaty von BioNTech führten zum Tod, gefolgt von 0,6% bei Vaxzevria, 0,4% beim COVID-19-Impfstoff von Janssen und 0,2% bei Spikevax, das sind allein bei BioNTech und Vaxzevria über 1100 gemeldete Todesfälle! Anders als bei der Zählung der an COVID-19 Verstorbenen, die, wie das ZDF-Morgenmagazin am 03.06.2021[94] berichtete, auch noch 10 Wochen nach ihrer Erkrankung als COVID-19-Todesfälle gezählt werden, handelt es sich bei den dem PEI gemeldeten Todesfällen „nur" um Verdachtsfälle. In durchschnittlich etwa 1,2% der gemeldeten Verdachtsfälle blieb ein dauerhafter Schaden zurück. Da erfahrungsgemäß nur ein geringer Anteil von Nebenwirkungen auch an das PEI gemeldet wird, dürfte es sich bei den veröffentlichten Zahlen wohl nur um die Spitze des Eisbergs handeln.

Komplikationen können auch bei einer COVID-19-Erkrankung auftreten. In einer am 25.08.2021 im „New England Journal of Medicine" veröffentlichten israelischen Studie[95] wurden die Risiken verschiedener Nebenwirkungen nach einer Impfung und die entsprechenden Komplikationen infolge einer SARS-CoV-2-Infektion miteinander verglichen und für die Nebenwirkungen nach einer Impfung u. a. für Myokarditis ein deutlich geringeres Risiko festgestellt. Allerdings bezogen sich die Vergleiche auf geimpfte und infizierte Personen. Das individuelle Risiko lässt sich daraus nicht direkt ablesen, denn dieses hängt ganz wesentlich auch davon ab, wie wahrscheinlich eine (schwere) COVID-19-Erkrankung im Einzelfall ist. Dies gilt ganz besonders für Kinder, deren Risiko für einen schweren COVID-19-Verlauf extrem gering ist. So wird denn die von der Ständigen Impfkommission Stiko lange zurückgehaltene, dann aber auf politischen Druck hin doch abgegebene Impfempfehlung für 12- bis 17-Jährige auch kritisiert. In einem Interview von Nordbayern.de vom 20.08.2021 mit dem Epidemiologen Prof. Ralph Brinks von der Universität Witten/Herdecke[96] erklärt dieser:

„Was mich zunächst einmal stutzig gemacht hat, ist, dass die Stiko unter anderem eine Modellierung als Begründung für ihren Sinneswandel heranzieht. Vom Grad der Erkenntnis her ist so ein Modell viel schwächer als eine durchgeführte Studie. Normalerweise ist es Usus bei der Stiko, sich auf publizierte Daten, Studien oder Register zu berufen. Nach meinem Wissen ist es nun zum ersten Mal geschehen, dass man eine Empfehlung auf Modellierungen stützt. […]

Die Frage, die man sich stellen muss, ist: Wie gut ist diese Modellierung? Die Technik, die für das hier angewandte Modell genutzt wurde, ist schon mehr als 20 Jahre alt. Das heißt, wir wissen seit mindestens zwei Jahrzehnten, worauf bei diesem Modell zu achten ist. Es gibt Checklisten, die abgehakt werden müssen. Wie Gütekriterien beim TÜV. Diese 20 Jahre alten Qualitätssicherungs-Werkzeuge sind in dem Modell aber ignoriert worden.[...]"

Die Unsicherheiten der Eingangswerte für ein mathematisches Modell würden sich norma-lerweise kombinieren, so dass das Endergebnis überhaupt keine adäquate Einschätzung des Risiko-Nutzen-Verhältnis der Kinderimpfung gegen Corona ermöglichen würde. Auch sei keine Begutachtung der Modellierungsstudie durch andere Wissen-schaftler erfolgt, da die Veröffentlichung entgegen der üblichen Praxis nur im Hausjournal des RKI erfolgte. Brinks sagt weiter:

„Eine richtig gute Modellierung ist zeitaufwendig und man braucht Manpower. Man hat sich das möglicherweise gespart, weil man schnell einen Beitrag leisten wollte. Das ist Zeit- und Ressour-cenmangel, keine Böswilligkeit der Forscher, son-dern aus der Notwendigkeit heraus entstanden, dass schnell publiziert werden sollte. Die Politik verlangte nach schnellen Ratschlägen und da war man meiner Einschätzung nach weniger sorgfältig. Das, was da gemacht wurde, darf man eigentlich so

nicht machen. Das ist keine stabile Grundlage für eine derart weitreichende Entscheidung."

Relativ wenig bekannt als Impfnebenwirkung ist das Phänomen der infektionsverstärkenden Antikörper. Es könnte sich besonders dramatisch auswirken und würde erst längere Zeit nach der Impfung sichtbar. Das Paul-Ehrlich-Institut hat dazu am 30.07.2020 auf seiner Internetseite den folgenden Text zur Möglichkeit einer Infektionsverstärkung bei SARS-COV-2 veröffentlicht[97]:

*"**Was sind infektionsverstärkende Antikörper (ADE) und sind sie ein Problem?***
Es gibt bei SARS- und Mers-CoV Hinweise darauf, dass unerwünschte infektionsverstärkende Antikörper (antibody-dependant enhancement, ADE) nach einer Impfung oder einer durchgemachten COVID-19-Erkrankung bei einer weiteren Infektion im ungünstigen Fall zu einer verstärkten Infektion führen könnten. Bislang gibt es weder im Tiermodell einer SARS-CoV-2-Infektion, noch bei COVID-19-Genesenen oder SARS-CoV-2-Infizierten Hinweise auf das Vorkommen einer ADE-verursachten Infektionsverstärkung."

In einer neuen Peer-Review-Studie mit dem Titel „Infection-enhancing anti-SARS-CoV-2 antibodies recognize both the original Wuhan/D614G strain and Delta variants. A potential risk for mass vaccination?"[98] konnte allerdings bestätigt werden, dass es auch bei SARS-CoV-2 zu einer verstärkten Infektion nach einer Impfung kommen könnte. Im Abstract zur Studie heißt es:

„Im Ergebnis könnte ADE bei Menschen auftreten, die einen auf der ursprünglichen Wuhan-Stamm-Spike-Sequenz aufbauenden Impfstoff erhalten haben und dann mit der Delta-Variante infiziert werden."

Eine weitere Studie mit mehr als 52.000 Probanden konnte zeigen, dass eine natürlich erworbene Immunität durch eine bereits durchgemachte SARS-CoV-2-Infektion einen besseren Schutz vor einer erneuten Infektion bietet als eine Impfung[99].

Doch allen anfänglichen Versicherungen seitens der Verantwortlichen zum Trotz, es werde keine Impflicht geben, auch nicht durch die „Hintertür", ungeachtet der bisherigen Verlautbarungen der Bundesregierung, auch für Gesundheitsberufe keine Impfpflicht einführen zu wollen, ist der Druck auf Ungeimpfte massiv gestiegen, sei es durch Wegfall der Lohnfortzahlung für Ungeimpfte bei Quarantäne durch die Länderregierungen, sei es in der Gesellschaft. Von Freiheit der Impfentscheidung kann kaum die Rede sein:

„Klinikum Ludwigshafen: Streit um Mitarbeiter-Impfung geht weiter. Das Klinikum Ludwigshafen hat die Drohung wahr gemacht: Etwa 300 ungeimpfte Mitarbeiter bekommen weder eine Gehaltserhöhung noch eine Fortbildung.[...] Der Geschäftsführer des Klinikums Ludwigshafen, Hans-

Friedrich Günther, sagte dem SWR auf Anfrage, 300 Klinikmitarbeiter hätten ohne Angabe von Gründen eine Corona-Impfung verweigert. Solch ein "verantwortungsloses Verhalten" den Patienten gegenüber wolle man nicht auch noch belohnen."[100]

Es sei nicht zu verantworten, dass ungeimpfte Mitarbeiter z.B. mit Patienten mit einer Immunschwäche zusammen kämen, so der Klinikdirektor weiter. Dass auch geimpfte Mitarbeiter nur vor schweren Verläufen und Tod geschützt sind, und – was das Übertragungsrisiko auf Patienten angeht – keineswegs besser aufgestellt sind als ihre ungeimpften Kollegen, ist dem Geschäftsführer wohl entgangen (vgl. S. 182 zu Impfdurchbrüchen).

12.3

Fazit

Wenn aber keine Überlastung des Gesundheitssystems drohte bzw. droht, wenn COVID-19 nicht zu einer Übersterblichkeit der vulnerablen Gruppen geführt hat, wenn Geimpfte genauso wie Ungeimpfte sich weiterhin anstecken und andere infizieren können, wenn eine Impfung aufgrund breiter Kreuzimmunität zu anderen Coronaviren auch nicht nötig ist, um eine Überlastung des Gesundheitssystems zu verhindern, warum wird dann von der Bundesregierung so anhaltend und massiv für eine Impfung geworben, werden Menschen ohne Rücksicht auf Kollateralschäden mit nutzlosen

Masken und Lockdowns, durch Ausgrenzung (Zutritt nur für Geimpfte, Genesene, Gestestete = 3G bzw. nur für Geimpfte und Genesene = 2G) und Benachteiligung unter Druck gesetzt, sich impfen zu lassen? Warum kann angeblich nur die Impfung mit den neuen, gentechnikbasierten, vermeintlich sicheren und wirksamen Impfstoffen der „Weg in die Freiheit" sein, unveräußerliche(!) Grundrechte zurückbringen? Und warum ist die so erworbene „Freiheit" doch nicht so stabil, wie die folgende Meldung zeigt:

„Inzidenz über 200 - Nur zwei Haushalte erlaubt: Erste Stadt in Bayern führt Kontaktbeschränkungen für Geimpfte ein."[101]

In der Kriminalistik fragt man nach Motiv und Möglichkeit. Wem nutzt etwas und wer hätte die Mittel dazu? Möglicherweise könnten die folgenden Berichte Hinweise auf eine Antwort geben.

Gesundheitsversorgung
– ein Geschäftsmodell

2015 zitierte die Deutsche Apotheker Zeitung DAZ unter dem Titel „Pharmaindustrie schlimmer als die Mafia" den dänischen Mediziner und Leiter des Nordic Cochrane Centers in Kopenhagen, Gøtzsche, der das Gesundheitssystem für gescheitert erklärte[102]:

„Gøtzsche verweist auf grosse Hersteller wie Pfizer, GlaxoSmithKline, Eli Lilly und Johnson & Johnson,

die große Summen dafür bezahlen, Prozesse wegen Arzneimittelbetrugs zu beenden. „Immer ging es um Betrug und Irreführung, Bestechung oder Vermarktung nicht zugelassener Mittel. Diese Straftaten erfüllen die Kriterien für das organisierte Verbrechen, deshalb kann man von Mafia reden."

Stern.de berichtete am 10.05.2018 über eine von Goldman Sachs durchgeführte Analyse der Absatzmöglichkeiten im Pharmasektor[103]:

„Konkret geht es darin um die Möglichkeit, kranke Menschen genetisch zu behandeln. Diese sogenannten "one-shot-cures" sollen Patienten innerhalb sehr kurzer Zeit gesund machen. Aus medizinischer Sicht klingt das nach einem ausgesprochen erstrebenswerten Fortschritt. Betriebswirtschaftlich gedacht sagt Goldman Sachs den Pharma-Unternehmen aber einen Rückschritt voraus: Wichtige Einnahmequellen drohten wegzubrechen. Denn wer durch eine einmalige Behandlung mit einem Medikament schon gesund wird, der gibt kein Geld für weitere Medikamente aus."

In dem bereits erwähnten Artikel Corona-Impfungen als größtes Humanexperiment der modernen Geschichte" von heise.de[82] heißt es diesbezüglich:

„Mit dem Anfang dieser Woche angekündigten Antrag auf Zulassung eines Corona-Impfstoffes in der Europäischen Union [1] rücken Massen-

impfungen gegen den Erreger SARS-CoV-2 in greifbare Nähe. [...]

Sowohl die Europäische Union als auch einzelne Staaten wie Deutschland haben schon vor einer Zulassung Millionen Impfdosen dieser im Wettlauf führenden Unternehmen geordert. So wurde der virale Vektorimpfstoff AZD1222 nach Medienberichten weltweit 2,4 Milliarden Mal geordert, alleine von EU-Staaten 400 Millionen Mal. Ein Riesengeschäft für die Herstellerfirma und die Entwickler, dem im britischen Cambridge ansässigen Pharmakonzern AstraZeneca sowie die Universität Oxford.

Der US-Konzern Pfizer und das Mainzer Unternehmen Biontech haben bereits 100 Millionen Verkäufe ihres mRNA-Impfstoffs BNT162b2 sicher."

Laut einem bei „CounterPunch" erschienen Beitrag von Chuck Collins vom Institute for Policy Studies in Washington wuchs das Gesamtvermögen der Milliardäre weltweit in den vergangenen 17 Monaten(!) stärker als in den 15 Jahren vor der Pandemie. Zwischen 2006 und 2020 stieg das globale Milliardärsvermögen von 2,65 auf 8 Billionen Dollar. Von März 2020 bis einschließlich Juli 2021 stieg es um 68%(!) von 8 Billionen auf 13,5 Billionen Dollar. Allein das Vermögen von Jeff Bezos (Amazon) wuchs während der Pandemie um 79,4 Milliarden Dollar von 113 im März 2020 auf 192,4 Milliarden Dollar am 31. Juli 2021. Die Zahl der Milliardäre weltweit hat sich um geschätzte 325 erhöht.[104]

Herrschaft und Grundrechte

Dass die Machthaber einer Gesellschaft ihren Bürgern die Grundrechte nur ungern zugestehen, wird von der Bundeszentrale für politische Bildung unmissverständlich ausgesprochen [105]:

*„Die Idee, dass es angeborene unveräußerliche individuelle Menschenrechte gibt, konnte sich nur in langen historischen Prozessen entwickeln, für sie muss heute noch Überzeugungsarbeit und Unterstützung geleistet werden. **Die persönlichen Grundrechte müssen gegen die Interessen der jeweils Herrschenden durchgesetzt werden.**"*

Kontrolle und Wissen sind wichtige Instrumente zur Sicherung von Macht. In einem am 21.09.2021 bei „aerzteblatt.de" erschienen Beitrag mit dem Titel „Ärtzte und Psychotherapeuten kritisieren möglichen Zugriff auf Patientendaten"[106] wird über eine neue Verordnung der Europäischen Union, die sogenannte E-Evidence-Verordnung, berichtet. Danach ermöglicht es die Verordnung Justizbehörden, sich zur Sicherung elektronischer Beweismittel EU-weit direkt an die Anbieter digitaler Dienste zu wenden:

„Auch Daten aus einer elektronischen Patientenakte (ePA) könnten laut der DPtV (Anm.: Deutsche Psychotherapeutenvereinigung) *betroffen sein.*
„Die E-Evidence-Verordnung könnte das Patientengeheimnis in Gefahr bringen. Wir fordern die Politik

auf, nachzubessern und die Patientendaten in der Cloud vor unverhältnismäßigem Zugriff zu sichern", sagte der Bundesvorsitzende der DPtV, Gebhard Hentschel.

Auch die KBV (Anm.: Kassenärztliche Bundesvereinigung) *ist alarmiert: „Geplant ist, dass Ermittlungsbehörden anderer EU-Staaten bei Verdacht auf gewisse Straftaten auch die Herausgabe medizinischer Daten verlangen können",* sagte Thomas Kriedel aus dem KBV-Vorstand auf der Vertreterversammlung am vergangenenen Freitag. *„Wir sehen hier nichts weniger in Gefahr als das ärztliche Berufsgeheimnis. Das lehnen wir entschieden ab",* betonte Kriedel."

Aufschlussreich ist auch das Ergebnis einer Studie zweier Politikwissenschaftler von der dänischen Universität Aarhus und der Georgetown University in Washington über sogenanntes motiviertes Denken, sich die „Welt zurechtzufabulieren, wie sie einem gefällt"[107]:

„Motiviertes Denken trifft alle, aber Politiker sind wahre Meister darin - an ihnen verpuffen sogar Maßnahmen, die diese Form des Denkens unter Normalbürgern wenigstens abmildern. Ein halbwegs bewährtes Gegenmittel für motiviertes Denken besteht darin, eine Begründung für eine Entscheidung oder Meinung zu erbitten. Zwar könnte man selbst den gröbsten Unfug begründen, aber es zwingt dann doch zu ein wenig geistiger Mühe. Und an dieser Stelle zeigte die Studie einen

Unterschied: Bürgern verhalf die Bitte um eine Begründung zu einem klareren Blick auf die Fakten. Politiker igelten sich erst recht in ihrem Weltbild ein und gaben anschließend noch stärker verzerrte Antworten als zuvor. Besonders ausgeprägt war dieser Effekt unter erfahrenen Politikern. Je länger diese Ämter ausübten, desto stärker war ihre Neigung, auf der eigenen (verzerrten) Sicht der Dinge zu bestehen. Politiker, so argumentieren die Forscher, sind eben Profis darin, gegenüber ihren Wählern auf Dingen zu beharren, die nicht zwingend zu den Fakten passen. Eine ihrer Kernkompetenzen ist es, sich selbst und die Öffentlichkeit davon zu überzeugen, dass sie den Durchblick haben."

Psychopathen

Z. B. auf der Internetseite des Geschäftsführer-coaches Bernd Geropp findet sich folgende Beschreibung von Psychopathen[108]:

„Laut Wikipedia ist Psychopathie
„...eine schwere Persönlichkeitsstörung, die bei den Betroffenen mit dem weitgehenden oder völligen Fehlen von Empathie, sozialer Verantwortung und Gewissen einhergeht..."
Psychopathen sind auf den ersten Blick durchaus charmant. Sie verstehen es, oberflächliche Beziehungen herzustellen und sind dabei sehr manipulativ, um ihre Ziele zu erreichen. Ihr Verhalten bringt allerdings bestenfalls kurzfristige

Erfolge. Langfristig vergiften Psychopathen ihr Umfeld. Sie sind regelrecht gefährlich.
Intelligente Psychopathen sind häufig sehr erfolgreiche Menschen. Manche von ihnen arbeiten unerkannt in hohen Führungspositionen. Viele Psychologen und Psychiater gehen davon aus, dass über 10% der Top Manager Psychopathen sind oder zumindest psychopathisches Verhalten zeigen."

Oder bei „NetDoktor"[109]:

„Psychopathie ist eine schwere Persönlichkeits-störung. Psychopathen manipulieren und handeln, ohne Reue zu empfinden. Sie lügen, betrügen und nutzen ihre Mitmenschen geschickt aus. Dabei sind sie ausgesprochen risikobereit und verhalten sich verantwortungslos."

Während Psychopathen in der Normalbevölkerung gerade einmal 1 – 3,7% ausmachen, sind sie in den Führungsetagen mit 10% überdurchschnittlich oft vertreten. Da sie aufgrund ihrer Empathie- und Gewissenlosigkeit leicht Karriere machen können, scheinen sie sich in den Zentren der Macht zu sammeln.

Weltweite dasselbe?

Auch wenn der Eindruck überwiegt, dass die Pandemie weltweit auf dieselbe Weise bekämpft wird, so täuscht er doch. In den USA gibt es z. B. Bundesstaaten, die völlig gegensätzliche Maßnah-men ergriffen haben. Detaillierte Daten zum

Infektionsgeschen und zu den ergriffenenen Maßnahmen lassen sich für alle Bundesstaaten der USA
auf der Internetseite der John Hopkins Universität
abrufen. North und South Dakota z. B. sind bezogen
auf ihre Bevölkerung und geographische Lage sehr
gut vergleichbar. Die Graphen zum Verlauf des
Infektionsgeschehens sind identisch, obwohl South
Dakota nicht einmal eine Maskenpflicht (auch nicht
in den Schulen) hatte[110], während in North
Dakota ähnliche Maßnahmen ergriffen wurden wie
in Deutschland. So ordnete der Gouverneur von
North Dakota auf dem Höhepunkt der Pandemie
am 13.11.2020 nochmals weitergehende Kontaktbeschränkungen und Maskenpflicht in Innenräumen und im Freien an (s. Abb. 3):

*„Gouverneur Burgum kündigte neue Vorschriften
für Geschäfte, Versammlungen und Masken an, die
die Ausbreitung von COVID-19 bei winterlichen
Aktivitäten verzögern. Zu den Maßnahmen gehört
eine Anordnung des staatlichen Gesundheitsbe-
auftragten, wonach in Geschäften und bei öffentlichen Veranstaltungen in Innenräumen sowie bei
öffentlichen Veranstaltungen im Freien, bei denen
eine physische Distanzierung nicht möglich ist,
Masken vorgeschrieben sind. Bars und Restaurants
dürfen nur zu 50 % ausgelastet werden, und alle
Wintersportveranstaltungen an Highschools und
außerschulische Aktivitäten an K-12-Schulen werden ausgesetzt.“*

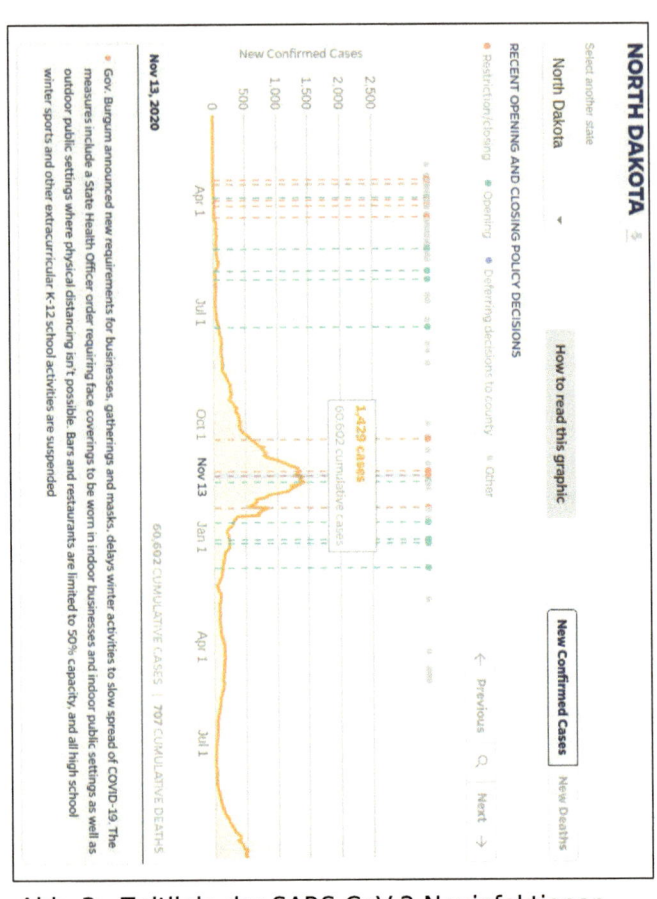

Abb. 3: Zeitlinie der SARS-CoV-2-Neuinfektionen mit Zeitpunkten politischer Entscheidungen in North Dakota

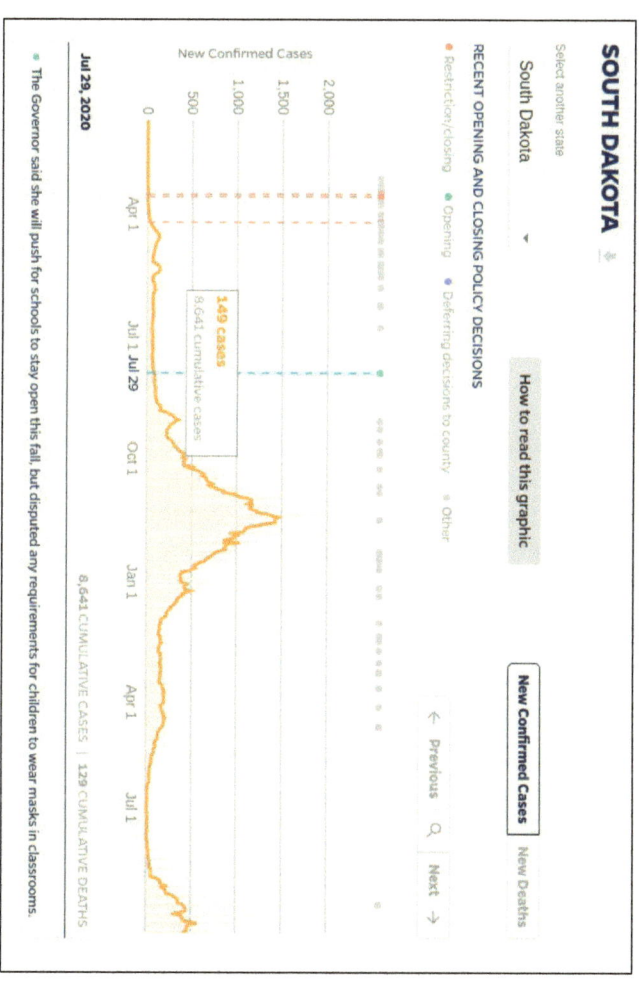

Abb. 4: Zeitlinie der SARS-CoV-2-Neuinfektionen mit Zeitpunkten politischer Entscheidungen in South Dakota

Die letzte Maßnahme der Gouverneurin von South Dakota erfolgte am 29.07.2020:

„Die Gouverneurin sagte, sie werde sich dafür einsetzen, dass die Schulen im Herbst geöffnet bleiben, bestritt aber, dass die Kinder in den Klassenzimmern Masken tragen müssen." [s. Abb. 4]

Weltweite Daten zu COVID-19 können übrigens auf der Webseite von „OurWorldInData" abgerufen werden.

Ein Blick auf die weltweite Vermögensverteilung zeigt eine gravierende Ungleichheit. Unter dem Titel „Steuervermeidung von Unternehmen" ist auf der Internetseite von Oxfam folgender Beitrag zu finden[111]:

„Ein Prozent der Weltbevölkerung hat mehr Vermögen als der Rest der Welt zusammen. Die weltweite soziale Ungleichheit ist dramatisch.
*Ein Grund ist die Steuervermeidung von Unternehmen und reichen Einzelpersonen durch ein System von Steueroasen, das **vor allem den Reichen zugutekommt und die Kluft zwischen Arm und Reich vertieft**.*
Neun von zehn weltweit agierenden Konzernen haben mindestens eine Tochterfirma in Steueroasen. Durch die Steuervermeidung von Unternehmen gehen Entwicklungsländern jährlich mindestens 100 Milliarden US-Dollar an Steuereinnahmen verloren. Reiche Einzelpersonen halten

in Steueroasen rund 7,6 Billionen US-Dollar versteckt – unversteuert. Multinationale Konzerne und viele reiche Einzelpersonen entziehen sich damit ihrer gesellschaftlichen Verantwortung."

Verflechtungen

Das Weltwirtschaftsforum, engl. World Economic Forum (WEF), wurde 1971 von dem deutschen Wirtschaftswissenschaftler Klaus Schwab als Organisation für öffentlich–private Zuammenarbeit gegründet und hat über 1000 Mitgliedsorganisationen, vor allem aus Europa und Nordamerika. Finanziert wird es hauptsächlich durch seine Mitgliedsorganisationen und öffentliche Zuschüsse. Bei dem vom WEF jährlich veranstalteten Jahrestreffen in Davos, Schweiz, kommen zahlende Mitglieder, international führende Wirtschaftsexperten, Politiker, Wissenschaftler, gesellschaftliche Akteure und Journalisten zusammen, um über aktuelle globale Fragen zu diskutieren. Den eigenen Publikationen und Initiativen wie dem „Great Reset" oder dem „GlobalRedesign" zufolge fordert das WEF, dass eine globalisierte Welt anstelle von demokratischen Strukturen von einer Koalition aus multinationalen Konzernen, Regierungen und ausgewählten zivilgesellschaftlichen Organisationen regiert werden solle.[112]

Laut Wikipedia steht das WEF wegen der öffentlichen Kosten für Sicherheit bei seinen jährlichen Treffen bei gleichzeitiger Anhäufung hunderter Million Schweizer Franken an Finanzreserven und

Nichtzahlung von Bundessteuern, der Bildung einer wohlhabenden globalen Elite ohne Bindung an die breiteren Gesellschaften, undemokratischen Entscheidungsprozessen, Gender-Fragen, mangelnder finanzielle Transparenz, der Vereinnahmung demokratischer Strukturen und Institutionen, unklarer Auswahlkriterien, des ökologischen Fußabdrucks seiner Jahrestagungen und der Nicht-Akkreditierung von kritischen Medien in der Kritik.

Die Liste der deutschen Mitglieder umfasst praktisch alle einflußreichen Großkonzerne, darunter Großbanken wie die Deutsche Bank oder die WestLB, Daimler-Chrysler, Siemens, Volkswagen, Bayer, Allianz oder die Medienkonzerne Bertelsmann, Springer und Burda. Auch Pharmaunternehmen sind beim WEF als Partner vertreten: AstraZeneca, Pfizer, Moderna, Johnson&Johnson, Bayer, Roche und Nestlé gehören dazu, wie der Liste der Partner auf der Webseite des WEF zu entnehmen ist.[113]

Ein hervoragendes Beispiel für personelle Verflechtungen ist James C. Smith, 62 Jahre alt und seit 2014 Direktor des Pharmakonzerns Pfizer. Er war zugleich bis zu seinem Rückzug 2020 über viele Jahre als Präsident, Geschäftsführer und Direktor bei dem Multimedia-Unternehmen Thomson Reuters Corporation tätig, zu der der internationale Nachrichtendienst Reuters seit 2008 gehört.[114] Reuters wiederum ist Teil der 2020 gegründeten Trusted News Initiative (TNI), der u. a.

auch Facebook, Financial Times, BBC, European Broadcasting Union (EBU), Google/Youtube, Twitter und Microsoft angehören. TNI hat es sich nach eigenen Angaben zur Aufgabe gemacht, mittels Faktenchecks „Falschinformationen zu COVID-19-Impfstoffen" zu kennzeichnen und zu korrigieren[115], also z.B. zum mRNA-Impstoff von Pfizer, dessen Direktor praktischerweise Smith ist (s. o.). Zudem ist Smith auch noch Mitglied des International Business Council des WEF, des International Advisory Boards of British American Business und des Atlantic Council. Außerdem war er bis zur Übernahme 2021 durch die London Stock Exchange Group Direktor von Refinitiv, einem privaten Anbieter von Daten zu Finanzmärkten und Infrastruktur.[114]

Das zum WEF gehörende und von Klaus Schwab initierte „Forum of Young Global Leaders" ist nach eigenen Angaben eine unabhängige, gemeinnützige Stiftung. Auf der Webseite beschreibt sich die Gemeinschaft der Young Global Leaders als mit der Mission des WEF verbunden im Streben danach, öffentlich-private Kooperationen im globalen öffentlichen Interesse voranzubringen, und im Glauben daran, dass die aktuell drängenden Probleme eine Gelegenheit bieten, eine bessere Zukunft über Sektoren und Grenzen hinweg aufzubauen.[116]

In das jeweils 5 Jahre währende Führungsprogramm der Young Global Leaders werden jährlich

100 bis 150 der „*vielversprechendsten Führungs-kräfte unter 40 Jahren* [aufgenommen] *– Menschen, die Innovationen für einen positiven Wandel in der Zivilgesellschaft, Kunst, Kultur, Regierung und Wirtschaft vorantreiben. Indem man sie mit einer Gemeinschaft bemerkenswerter Gleichgesinnter verbindet und weiter in ihre Führungsfähigkeiten investiert, will man über fünf Jahre hinweg einen Welleneffekt erzeugen, der ihren Organisationen und der Welt zugute kommt.*"[117]

Klaus Schwab beschreibt die Aufgabe der Young Global Leaders, die inzwischen über 1400 Mitglieder und Alumni aus 120 Staaten haben, folgendermaßen: „*Wenn die Young Global Leaders das Fünfjahresprogramm abgeschlossen haben, werden sie eingeladen, der Alumni-Gemeinschaft beizutreten, wo sie ihre Führungsreise fortsetzen und ihr Engagement für das Weltwirtschaftsforum sowie die Aktivitäten und Veranstaltungen der Young Global Leaders aufrechterhalten können. Alumni dienen als Stewards des Forum of Young Global Leaders, unterstützen den Auswahlprozess und fungieren als wertvolle Mentoren für neue Mitglieder. Unsere Alumni sind für unseren anhaltenden Erfolg von entscheidender Bedeutung, da sie neue Kooperationen oft unterstützen und anleiten und dazu beitragen, die wirkungsorientierte Denkweise der Gemeinschaft zu fördern.*"

Zu der Klasse von 2020 gehörten als deutsche Teilnehmer Annalena Baerbock (Co-Parteivorsitzende, Bündnis90/Die Grünen), Ludovic Subran

(Leiter der Wirtschaftsforschung bei der Allianz) und Anahita Thoms (preisgekrönte Anwältin und Leiterin der Internationalen Handelsrechtspraxis bei Baker McKenzie in Deutschland). Auch Jens Spahn und Emanuel Macron haben das Führungs-programm der Young Global Leaders absol-viert[117]. Ludovic Subran z. B., in keiner politi-schen Wahl gewählt, wurde auf der Webseite des Forums of Young Global Leaders zur neuen Klasse von 2020 folgendermaßen vorgestellt:

„Er hat die Politik in über 30 Ländern mitgestaltet und beeinflusst als Vorstandsmitglied mehrere Organisationen."

Die Deutschen Wirtschaftsnachrichten schreiben in einem Artikel vom 20.12.2020 mit dem Titel „Klaus Schwab: „Great Reset" wird zur Verschmelzung unserer physischen, digitalen und biologischen Identität führen"[118]:

*„Bei einer Rede am **„Chicago Global Council on Global Affairs"** sagte der Gründer des World Economic Forum(WEF), Klaus Schwab, dass die vierte industrielle Revolution im Rahmen des „Great Reset" **zu einer Verschmelzung unserer physischen, digitalen und biologischen Identität führen"** werde. In seinem Buch **„Shaping the Future of the Fourth Industrial Revolution"** schreibt er, dass beispielsweise implantierbare Microchips eingesetzt werden könnten, um die Gedanken von Menschen zu lesen.*

„Wenn sich die Fählgkeiten in diesem Bereich (Kriminalitätsbekämpfung, Anm.d.Red.) verbessern, wird die Versuchung für Strafverfolgungsbehörden und Gerichte zunehmen, Techniken einzusetzen, um die Wahrscheinlichkeit krimineller Aktivitäten zu bestimmen, Schuldgefühle zu bewerten oder möglicherweise sogar Erinnerungen direkt aus dem Gehirn der Menschen abzurufen. Selbst das Überschreiten einer nationalen Grenze könnte eines Tages einen detaillierten Gehirn-Scan erfordern, um das Sicherheitsrisiko einer Person zu bewerten", schreibt Schwab."

Das WEF führte die Idee des „Stakeholder-Kapitalismus" ein – ein Modell, das private Unternehmen als Treuhänder der Gesellschaft betrachtet. Das vom WEF entworfene und auf die realen Verhältnisse übertragene Bild der Welt nach dem *„Great Reset"*, in dem der Einzelne nichts mehr besitzt, weil er von der Gesellschaft versorgt wird, über deren Ressourcen Großkonzerne und Multimilliardäre/Philantropen treuhänderisch verfügen, erinnert allerdings stark an eine Art modernen Feudalismus im Gewand des Sozialismus: auch die adeligen Großgrundbesitzer des alten Feudalismus versorgten „großzügig" die von ihnen abhängigen Landarbeiter...

Unter dem Titel: „Bluewashing 3.0: Das WEF hat die UNO gekapert und niemand merkt's" berichtete „Public Eye" im Oktober 2019 über die im Juni 2019 zwischen der UNO und dem WEF geschlossene „strategische Partnerschaft"[119]:

„Am 13. Juni unterzeichneten das World Economic Forum (WEF) und die UNO ein „Strategic Partnership Framework", das die Legitimität und Autorität der – dank Trump und Konsorten – sowieso schon angeschlagenen Weltbehörde weiter aushöhlt und den Konzernen direkten Einfluss auf viele relevante Gremien und Programme gewährt. Fast so skandalös wie dieser private Coup gegen den staatlichen Multilateralismus ist die Tatsache, dass er quasi unter Ausschluss der Öffentlichkeit stattfinden konnte. Kein relevantes Medium analysierte bislang Inhalt und Konsequenzen dieses – bezeichnenderweise nur via WEF-Webseite auffindbaren Dokuments. [...]

Die vierte Macht [Anm.: die Medien] *verschläft hier grad einen historischen Meilenstein in der grassierenden „Corporate Capture", also des systematischen Übergriffs wirtschaftlicher Akteure auf politische Institutionen, die national wie transnational immer skurrilere Blüten treibt. [...]*

[In einem von Public Eye mitunterzeichneten Protestbrief[9]] *wird der amtierende UNO-Chef von hunderten NGOs aufgefordert, die fatale Allianz „mit jenen Akteuren, deren Aktivitäten die existentielle Krise unseres Planeten verschärft oder gar mit verursacht haben", sofort zu beenden."*

---

[9] https://www.tni.org/en/article/end-the-united-nationsworld-economic-forum-partnership-agreement

„Die Ergebnisse von 1933 bis 1945 hätten spätestens 1928 bekämpft werden müssen. Später war es zu spät. Man darf nicht warten, bis der Freiheitskampf Landesverrat genannt wird. Man darf nicht warten, bis aus dem Schneeball eine Lawine geworden ist. Man muss den rollenden Schneeball zertreten, die Lawine hält keiner mehr auf …"

(Erich Kästner)

„Nicht das, was du nicht weißt, bringt dich in Schwierigkeiten, sondern das, was du fälschlicherweise zu wissen glaubst."

(Mark Twain)

Anhang:
Auszug aus dem Beschluss des Familiengerichts Weimar vom 08. 04.2021

(Aktenzeichen: 9 F 148/21)

„I. Den Leitungen und Lehrern der Schulen der Kinder A, geb. am ..., und B, geboren am ..., nämlich der Staatlichen Regelschule X, Weimar, und der Staatlichen Grundschule Y, Weimar, sowie den Vorgesetzten der Schulleitungen wird untersagt, für diese und alle weiteren an diesen Schulen unterrichteten Kinder und Schüler folgendes anzuordnen oder vorzuschreiben:

1. im Unterricht und auf dem Schulgelände Gesichtsmasken aller Art, insbesondere Mund-Nasen-Bedeckungen, sog. qualifizierte Masken (OP-Maske oder FFP2-Maske) oder andere, zu tragen,

2. Mindestabstände untereinander oder zu anderen Personen einzuhalten, die über das vor dem Jahr 2020 Gekannte hinausgehen,

3. an Schnelltests zur Feststellung des Virus SARS-CoV-2 teilzunehmen.

II. Den Leitungen und Lehrern der Schulen der Kinder A, geb. am ..., und B, geboren am ..., nämlich der Staatlichen Regelschule X, Weimar, und der Staatlichen Grundschule Y, Weimar, sowie den Vorgesetzten der Schulleitungen wird geboten, für diese und alle weiteren an diesen Schulen unterrichteten Kinder und Schüler den Präsenzunterricht an der Schule aufrechtzuerhalten.

III. Von der Erhebung von Gerichtskosten wird abgesehen. Die beteiligten Kinder tragen keine Kosten. Ihre außergerichtlichen Kosten tragen die Beteiligten selbst.

IV. Die sofortige Wirksamkeit der Entscheidung wird angeordnet.
[...]
Für die im Tenor namentlich genannten Kinder hat deren Mutter, die mit dem Vater der Kinder gemeinsam sorgeberechtigt ist, mit Schriftsatz vom 13.03.2021 beim Amtsgericht – Familiengericht – Weimar ein „Kinderschutzverfahren gem. § 1666 Abs. 1 und 4 BGB" angeregt.

Die Kinder besuchen in Weimar die Staatliche Regelschule X und die Staatliche Grundschule Y, der ältere Sohn im Alter von 14 Jahren die achte Klasse, der jüngere Sohn im Alter von 8 Jahren die dritte Klasse.

Ihre Mutter macht geltend, dass durch den für ihre Kinder in deren Schulen geltenden Zwang, eine Gesichtsmaske zu tragen und untereinander und zu anderen Personen Mindestabstände einzuhalten, das Wohl ihrer Kinder gefährdet sei.

Die Kinder würden physisch, psychisch und pädagogisch geschädigt, ohne dass dem ein Nutzen für die Kinder oder Dritte gegenüberstehe. Dadurch würden zugleich zahlreiche Rechte der Kinder und

ihrer Eltern aus Gesetz, Verfassung und inter-
nationalen Konventionen verletzt.

[...]

Das Bundesverfassungsgericht möge gebeten werden, diesen abgetrennten Verfahrensteil mit der Verfassungsbeschwerde des Richters am Landgericht Dr. Pieter Schleiter vom 31.12.2020, Az.: 1 BvR 21/21, unter Bezugnahme auf die dortige eingehende Begründung zu verbinden.

Das Gericht hat daraufhin das hier vorliegende einstweilige Anordnungsverfahren 9 F 148/21 sowie das parallele Hauptsacheverfahren 9 F 147/21 eingeleitet und den Kindern gemäß § 158 FamFG die im Rubrum genannte Rechtsanwältin als Verfahrensbeistand bestellt.

[...]

Der ältere Sohn, der Beteiligte zu 1), ist schulpflichtig in Thüringen und besucht im Alter von 14 Jahren die 8. Klasse der Staatlichen Regelschule X in Weimar. Er fällt damit in den Anwendungsbereich der Allgemeinverfügung.

Der Verfahrensbeistand trägt vor, der Beteiligte zu 1) müsse im Schulgebäude und im Klassenraum bis zu seinem Platz eine Maske tragen, danach dürfe er die Maske meist absetzen. Auf dem Schulhof müsse auch Maske getragen werden, wenn der Abstand von 1,50 m nicht eingehalten werden könne. Die Schüler würden fortwährend aufgefordert, den ganzen Tag auch im Unterricht eine qualifizierte Maske zu tragen, obwohl sie noch keine 15 Jahre alt seien.

In der Woche vom 08.03.2021 bis zum 12.03.2021 habe sogar im Sportunterricht eine qualifizierte Maske getragen werden müssen. Nach Aussage des Schulleiters habe das Kind den ganzen Tag die Maske zu tragen.

Seitdem Maskenpflicht bestehe, gehe der Beteiligte zu 1) nicht mehr gern zur Schule. Er habe starke Kopfschmerzen und ihm sei oft übel, wenn er Maske trage. Leichte Infekte, wie Schnupfen, leichter Husten, nähmen zu, wenn er Maske trage. Diese Infekte zögen sich zudem länger hin als sonst. Dem Beteiligten zu 1) sei zwei- bis dreimal in der Woche stark übel, wenn er Maske trage. Kopfschmerzen habe er meist nach der Schule und am Ende des Unterrichtstages, dann aber so stark, dass er sich fast übergeben müsse vor Schmerzen.

Der Beteiligte zu 1) habe am 22.03.2021 ein Maskenattest vorgelegt. Daraufhin sei er von seiner Lehrerin diskriminiert und beleidigt worden. Er habe sich in die hintere Ecke des Unterrichtsraumes setzen müssen und sei nicht mehr mit Namen angeredet worden, sondern nur noch mit „Du ohne Maske". Am 23.03.2021 habe daraufhin der Schulleiter die Eltern des Beteiligten zu 1) angerufen. Er habe ihnen mitgeteilt, dass das Attest des Beteiligten zu 1) zwar zur Kenntnis genommen worden sei, ihn aber in der Schule nicht von der Maskenpflicht befreie. Die Erteilung einer Maskenbefreiung obliege dem Schulleiter, so der Schulleiter weiter. Nach Aussage des Schulleiters könne ein Arzt den Beteiligten zu 1) nicht befreien, nur dem Schulleiter obliege es, dies zu tun. Nach dem Schulleiter müssten alle Schüler ab der 7. Klasse eine sogenannte qualifizierte Maske tragen. Rein tatsächlich würden aber im Unterricht oft die Masken nicht getragen, dies seien dann die Maskenpausen.

Der Beteiligte zu 1) müsse auf dem Schulhof in der Pause eine Maske tragen oder Abstand einhalten, es dürfe keinen direkten Kontakt geben. Er finde dies nicht so toll, da das die einzige Zeit sei, in der er sich mit seinen Mitschülern unterhalten könne.

Eine Gefährdungsbeurteilung erfolge nicht.

Die Lehrer achteten nicht auf eine korrekte Handhabung der Maske oder das Wechseln bei Durchfeuchtung der Maske. Die Lehrer erklärten zudem gar nichts zum Maskentragen.

Der jüngere Sohn, der Beteiligte zu 2), ist schulpflichtig in Thüringen und besucht im Alter von 8 Jahren die 3. Klasse der Staatlichen Grundschule Y in Weimar. Er fällt damit in den Anwendungsbereich der Allgemeinverfügung.

Der Verfahrensbeistand trägt vor, der Beteiligte zu 2) müsse eine Stoffmaske/einen Schlauchschal im Schulgebäude und im Klassenraum bis zu seinem Platz tragen. Auf dem Weg zum Mittagessen und im Essenssaal müsse ebenfalls eine Maske getragen werden, bis der Beteiligte zu 2) mit seinem Essen am Tisch sitze. Dabei werde ihm eine Essenszeit von 15 Minuten eingeräumt, ein Essen in Ruhe sei ihm nicht gestattet. In den Horträumen sollten die Kinder auch Maske tragen, daher gehe die

Hortnerin viel raus, um die Maskenzeiten zu verringern.

Im Unterricht müssten derzeit keine Masken getragen werden, dies seien die Maskenpausen.

Der Beteiligte zu 2) gehe seit der Pflicht zum Tragen der Maske nicht mehr gern in die Schule. Er habe vermehrt Kopfschmerzen, teilweise mit Übelkeit. Zudem habe der Beteiligte zu 2) oft Bauchschmerzen. Zu starken Kopfschmerzen und Übelkeit komme es ca. ein- bis zweimal pro Woche. Bauchschmerzen habe der Beteiligte zu 2) ca. viermal im Monat, dann aber auch mit Erbrechen. Der Beteiligte zu 2) habe Kopfschmerzen und Unwohlsein in zeitlichem Zusammenhang mit dem Tragen der Maske, Bauchschmerzen habe er meist nachts. Er weine im Schlaf und schlafe sehr unruhig. In der Schule traue sich der Beteiligte zu 2) nicht, etwas zu sagen, wenn es ihm schlecht gehe.

Mit der Schulleitung sei nicht über die Probleme gesprochen worden, weil die Eltern Angst vor Repressalien ihrem Kind gegenüber hätten und es hätten schützen wollen.

Eine Gefährdungsbeurteilung erfolge nicht. Die Lehrer achteten nicht auf eine korrekte Handhabung der Maske oder das Wechseln bei Durchfeuchtung der Maske. Die Lehrer erklärten zudem gar nichts zum Maskentragen.

Der Beteiligte zu 2) sei zudem bereits von einer anderen Lehrerin angeschnauzt worden, er solle keinen Schlauchschal tragen, sondern eine richtige Maske. Der Beteiligte zu 2) sei daraufhin derart verstört, dass er nunmehr ungern in die Schule gehe.

[...]

In der Stellungnahme sollen zu allen Fragen für alle tatsächlichen Behauptungen die wissenschaftlichen Evidenzen angegeben und mit der Angabe zugänglicher Quellen belegt werden.

1. Welche Ziele verfolgt der Freistaat Thüringen mit den Maßnahmen insbesondere der Maskenpflicht von Schülern und den für sie geltenden Abstandsvorschriften genau?

2. Ist der Nutzen dieser Maßnahmen in Bezug auf die Ausbreitung mit dem Virus SARS-CoV-2 evidenzbasiert nachgewiesen?

3. Wurden die möglichen physischen Auswirkungen insbesondere der Maskenpflicht, aber auch der Abstandsvorschriften für Kinder evidenzbasiert geprüft, insbesondere auch hinsichtlich des unterschiedlichen Atemvolumens von Erwachsenen und Kindern? Zu welchen Ergebnissen aufgrund welcher Studien und Quellen ist der Freistaat Thüringen dabei gelangt?

4. Wurden die möglichen psychischen Auswirkungen insbesondere der Maskenpflicht, aber auch der Abstandsvorschriften für Kinder evidenzbasiert geprüft? Wurden dabei die möglichen Folgen aufgrund von Möglichkeiten zu nur reduzierter Kommunikation, mögliche Gefahren durch verzerrte Wahrnehmung der Mimik und von Emotionen und mögliche Gefahren für die psychosoziale Entwicklung geprüft? Zu welchen Ergebnissen aufgrund welcher Studien und Quellen ist der Freistaat Thüringen dabei gelangt?

5. Wurde die Verhältnismäßigkeit der Maßnahmen hinsichtlich des Nutzens (sowohl für die Schulkinder selbst als auch für Dritte) gegenüber den möglichen negativen Auswirkungen für die Schulkinder und Dritte geprüft und nachvollziehbar bewertet?

6. Wie wird das Infektionsgeschehen mit dem Virus SARS-CoV-2 ermittelt?

7. Soweit dazu der RT-q-PCR-Test verwendet wird: Welcher Test oder welche Tests (Hersteller/ Testname) wird/werden in Thüringen in den Laboren durchgeführt? Wie sind die Labore akkreditiert, die den Test durchführen? Welche Testkontrollen werden verwendet? Wie überwachen die Behörden die Zuverlässigkeit der Testdurchführung? Werden regelmäßig unabhängige Ringversuche durchgeführt?

8. Wie viele Genabschnitte und welche wurden und werden bei dem RT-q-PCR-Test in Thüringen untersucht? Bis zu welchen Amplifikations-/Verdoppelungsschritten (ct-Wert) wurde und wird der Test in Thüringen als „positiv" bewertet?

9. Ist der RT-q-PCR-Test in der Lage, ein vermehrungsfähiges und weitergabefähiges Virus SARS-CoV-2 nachzuweisen?

10. Welche Sensitivität und welche Spezifität weisen die verwendeten RT-q-PCR-Tests auf? Soweit bekannt, wurden diese Parameter in der Praxis durch eine deutsche Institution bisher nur einmal nach für einen Ringversuch anerkanntem Testdesign ermittelt, nämlich durch INSTAND, einer Gesellschaft zur Förderung der Qualitätssicherung in medizinischen Laboratorien e.V., die u.a. mit der WHO zusammen-

arbeitet. Diese kommt in ihrem 51-seitigen „Kommentar zum Extra Ringversuch Gruppe 340 Virusgenom-Nachweis-SARS-CoV-2" von Prof. Dr. Heinz Zeichhardt, Charité – Universitätsmedizin Berlin, und Dr. Martin Kammel – in Kooperation mit der Charité, Universitätsmedizin Berlin, Institut für Virologie, dem Nationalen Konsiliarlaboratorium für Coronaviren Prof. Dr. Christian Drosten, Dr. Victor M. Corman u.a. – vom 2.5.2020, aktualisiert am 3.6.2020, hinsichtlich der Spezifität des PCR-Tests auf eine Falsch-positiv-Rate zwischen 1,4 % und 2,2 %; dabei sind die „Ausreißer" durch Vertauschungen bereits herausgerechnet. Wird diese Falsch-positiv-Rate bei der Berechnung der „Inzidenzen" berücksichtigt? (Anmerkung hierzu: Es gibt einen weiteren Ringversuch von Instand e.V., der im Juni/Juli 2020 begonnen wurde, dessen Ergebnisse aber nicht öffentlich zugänglich sind.)

Was bleibt bei Einberechnung dieser Falsch-positiv-Rate zwischen 1,4 und 2,2 % - dies möge verbal und rechnerisch dargestellt werden – unter Annahme realistischer Prävalenzen von den derzeit für Thüringen gemeldeten „Inzidenzen" noch übrig?

https://www.instand-ev.de/ringversuche-online/ringversuche-service.html#rvp//340/-2020/

11. Was genau wird unter „Inzidenz" verstanden? Soweit gerichtsbekannt, meint dieser Begriff das Auftreten von Neuerkrankungen in einer (immer wieder getesteten) definierten Personengruppe in einem definierten Zeitraum, während nach dem Gericht vorliegenden Informationen den durchgeführten Testungen tatsächlich undefinierte

Personengruppen in undefinierten Zeiträumen zugrunde liegen, womit die sog. „Inzidenzen" lediglich schlichte Melderaten wären. Falls dem so ist: Wie wirkt sich das auf die Aussagekraft der Testungen hinsichtlich des Infektionsgeschehens aus?

12. Wird bei der Anwendung des RT-q-PCR-Tests die WHO Information Notice for IVD Users 2020/05 beachtet? Danach muss, soweit das Testresultat nicht mit dem klinischen Befund eines Untersuchten übereinstimmt, eine neue Probe genommen und eine weitere Untersuchung vorgenommen sowie Differentialdiagnostik betrieben werden; nur dann kann nach diesen Vorgaben ein positiver Test gezählt werden.

https://www.who.int/news/item/20-01-2021-who-information-notice-for-ivd-users-2020-05

13. Wird sichergestellt, dass mehrfach getestete Personen nicht jedes Mal als neuer „Fall" gezählt werden? Wie geschieht dies ggfls.?

14. Wie wirkt sich die zusätzliche Einführung von Schnelltests auf die Ermittlung des Infektionsgeschehens aus? Werden die negativ Getesteten in den Schnelltests ebenfalls zahlenmäßig erfasst? Wie wird sichergestellt, dass die Kombination aus positivem Schnelltest und negativem RT-q-PCR-Test dann nicht als „positiv" in den Statistiken auftaucht bzw. bei beiden Tests „positiv" nur einmal als „positiv" gewertet wird (analog zu Frage 13)? Werden für die Ermittlung einer realistischen Infektionsquote auch die beim Schnelltest negativ Getesteten einbezogen?

15. Geht der Weitere Beteiligte davon aus, dass asymptomatisch positiv Getestete ansteckend sein, also das Virus SARS-CoV-2 weitergeben können? Bejahendenfalls wird gebeten, dies zu quantifizieren und die wissenschaftlichen Belege dafür zu benennen. Wird dabei auch die am 20.11.2020 publizierte Studie aus Wuhan, China, mit etwa 10 Millionen Teilnehmern beachtet? Die Forscher dieser Studie kamen zu dem Ergebnis, dass die Entdeckungsrate asymptomatischer positiver Fälle in Wuhan nach der zuvor durchgeführten Abriegelung mit 0,303/ 10.000 sehr niedrig war und es keine Hinweise darauf gibt, dass die identifizierten asymptomatischen positiven Fälle überhaupt infektiös waren.

https://www.nature.com/articles/s41467-020-19802-w

16. Geht der weitere Beteiligte davon aus, dass präsymptomatisch positiv Getestete ansteckend sein, also das Virus SARS-CoV-2 weitergeben können? Bejahendenfalls wird gebeten, dies zu quantifizieren.

17. Wie hoch ist die Infektiosität symptomatisch positiv Getesteter?

18. Wird derzeit noch bei Testungen nach anderen Viren, beispielsweise Influenza, gesucht und auch darauf getestet?

[...]

Es soll zu den nachfolgend unter I. angeführten Fragen Beweis erhoben werden durch Einholung schriftlicher Sachverständigengutachten.

In die Begutachtung sollen ausdrücklich die in den aktualisierten rechtlichen Hinweisen des Gerichts vom 25.03.2021 aufgeworfenen Fragen mit einbezogen werden.

I. Es soll Beweis erhoben werden über folgende Fragen:

1. Kann das Tragen von Gesichtsmasken unterschiedlicher Art das Infektionsrisiko mit dem Coronavirus SARS-CoV-2 (nennenswert) senken? Dabei soll zwischen Kindern im Besonderen und Erwachsenen im Allgemeinen und zwischen asymptomatischen, präsymptomatischen und symptomatischen Menschen unterschieden werden.

2. Welche Schäden physischer, psychischer und pädagogischer Art können durch das Tragen von Masken insbesondere bei Kindern entstehen?

3. Besteht überhaupt ein Infektionsrisiko, das durch das Tragen von Gesichtsmasken (oder andere Maßnahmen) abgesenkt werden könnte?

4. Kann durch die Einhaltung von Abstandsvorschriften das Infektionsrisiko insbesondere bei Kindern abgesenkt werden?

5. Bieten Kinder möglicherweise sogar eine „Schutzfunktion" vor der Verbreitung mit dem Coronavirus SARS-CoV-2 in dem Sinne, dass sie die Verbreitung des Virus eher abbremsen und vor schweren Covid-19-Erkrankungen eher schützen?

6. Welches methodische Niveau und ggfls. welche methodischen Mängel weisen existierende Studien zum Infektionsgeschehen an Schulen und zu der Wirksamkeit von Maßnahmen wie Maskentragen und Abstandhalten an Schulen auf?

7. Welche Aussagekraft zur Erkennbarkeit einer Infektion mit dem Coronavirus SARS-CoV-2 liefern der RT-q-PCR-Test und die derzeit verwendeten Schnelltests?

Zu Gutachtern für die Fragen zu I.1. – 6. wurden Frau Prof. Dr. med. Ines Kappstein und Herr Prof. Dr. Christof Kuhbandner bestellt. Zur Gutachterin für die Frage I.7. wurde Frau Prof. Dr. rer. biol. hum. Ulrike Kämmerer bestellt.

Prof. Dr. med. Ines Kappstein, Hygienikerin, ist Fachärztin für Mikrobiologie, Virologie und Infektionsepidemiologie sowie Fachärztin für Hygiene und Umweltmedizin. Ihre Habilitation erfolgte im Fach Krankenhaushygiene. Von 1998 bis 2006 war sie im Klinikum rechts der Isar der TU München tätig. Von 2006 bis 2016 war sie Chefärztin der Abteilung Krankenhaushygiene an den Kliniken Südostbayern AG der Landkreise Traunstein und Berchtesgadener Land. Seit 2017 betreut sie mehrere Akut-, Fach- und Reha-Kliniken in selbständiger Tätigkeit.

Prof. Dr. Christof Kuhbandner ist Professor für Psychologie, Lehrstuhlinhaber des Lehrstuhls für Pädagogische Psychologie an der Universität Regensburg und Experte im Bereich wissenschaftlicher Methoden und Diagnostik.

Prof. Dr. rer. biol. hum. Ulrike Kämmerer vertritt am Universitätsklinikum Würzburg, Frauenklinik, insbesondere die Schwerpunkte Humanbiologie, Immunologie und Zellbiologie."

Zu den Stellungnahmen der Beteiligten stellt der Beschluss fest:

„Die als Verfahrensbeistand eingesetzte Rechtsanwältin hat mit Schriftsatz vom 06.04.2021 auf fast 170 Seiten umfangreich zu allen tatsächlichen und rechtlichen Fragen eingehend Stellung genommen. Darauf wird wegen der weiteren Einzelheiten verwiesen."

bzw.

„Eine Stellungnahme des Freistaats Thüringen und der Schulen der Kinder ist innerhalb der gesetzten Frist im hier vorliegenden einstweiligen Anordnungsverfahren nicht erfolgt."

Die vom Gericht bestellten Gutachter nahmen auf ca. 140 Seiten Stellung zu den Fragen der Beweiserhebung. Danach kam das Familiengericht zu folgendem Ergebnis:

„Die landesrechtlichen Vorschriften, wie in A II. näher ausgeführt (das gilt auch für sie aktualisierende inhaltsgleiche oder inhaltsähnliche), sind verfassungswidrig, weil sie gegen den im Rechtsstaatsprinzip wurzelnden Verhältnismäßigkeitsgrundsatz verstoßen, Artikel 20, 28 Grundgesetz. Nach diesem auch als Übermaßverbot bezeichneten Grundsatz müssen die zur Erreichung eines legitimen Zwecks vorgesehenen Maßnahmen geeignet, erforderlich und verhältnismäßig im engeren Sinn – soll heißen: bei Abwägung der mit ihnen erreichten Vor- und Nachteile – sein.

Die entgegen § 1 Absatz 2 IfSG nicht evidenz-
basierten Maßnahmen sind bereits ungeeignet, den
mit ihnen verfolgten grundsätzlich legitimen Zweck
zu erreichen, eine Überlastung des Gesundheitssystems zu vermeiden oder das Infektionsgeschehen
mit dem Virus SARS-CoV-2 abzusenken. In jedem
Fall sind sie aber unverhältnismäßig im engeren
Sinne, denn den dadurch bewirkten erheblichen
Nachteilen/Kollateralschäden steht kein erkennb-
arer Nutzen für die Kinder selbst oder Dritte
gegenüber.

Die Ungeeignetheit und Unverhältnismäßigkeit der
vorgeschriebenen Maßnahmen wird nachfolgend
begründet. Gleichwohl ist darauf hinzuweisen, dass
nicht die Beteiligten die Verfassungswidrigkeit der
Eingriffe in ihre Rechte zu begründen hätten,
sondern umgekehrt der Freistaat Thüringen, der mit
seinen landesrechtlichen Vorschriften in die Rechte
der Beteiligten eingreift, mit der gebotenen wissenschaftlichen Evidenz beweisen müsste, dass die von
ihm vorgeschriebenen Maßnahmen dazu geeignet
sind, die angestrebten Zwecke zu erreichen, und
dass sie ggfls. verhältnismäßig sind. Das ist bisher
nicht ansatzweise geschehen.

2. Der fehlende Nutzen des Maskentragens und des
Einhaltens von Abstandsvorschriften für die Kinder
selbst und Dritte
Die Gutachterin Prof. Dr. med. Ines Kappstein hat in
ihrem vollständig vorliegenden Gutachten, vgl. A
VIII., die gesamte internationale wissenschaftliche
Datenlage zu Masken ausgewertet.

Zur Überzeugung des Gerichts führt sie zusammenfassend aus, dass eine Effektivität von Masken für gesunde Personen in der Öffentlichkeit nicht durch wissenschaftliche Evidenz belegt ist. Ebenso sind ‚Fremdschutz' und die ‚unbemerkte Übertragung', womit das RKI seine ‚Neubewertung' begründet hat, nicht durch wissenschaftliche Fakten gestützt. Plausibilität, mathematische Schätzungen und subjektive Einschätzungen in Meinungsbeiträgen können bevölkerungsbezogene klinisch-epidemiologische Untersuchungen nicht ersetzen. Experimentelle Untersuchungen zur Filterleistung von Masken und mathematische Schätzungen sind nicht geeignet, eine Wirksamkeit im wirklichen Leben zu belegen. Die internationalen Gesundheitsbehörden sprechen sich zwar für das Tragen von Masken im öffentlichen Raum aus, sagen aber auch, dass es dafür keine Belege aus wissenschaftlichen Untersuchungen gibt.

[...]

Es gibt keine Belege dafür, dass Gesichtsmasken unterschiedlicher Art das Infektionsrisiko durch SARS-CoV-2 überhaupt oder sogar nennenswert senken können. Diese Aussage trifft auf Menschen aller Altersgruppen zu, also auch auf Kinder und Jugendliche sowie auf asymptomatische, präsymptomatische und symptomatische Personen.

Im Gegenteil besteht eher die Möglichkeit, dass durch die beim Tragen von Masken noch häufigeren Hand-Gesichtskontakte das Risiko erhöht wird, selbst mit dem Erreger in Kontakt zu kommen oder Mit-Menschen damit in Kontakt zu bringen.

Für die normale Bevölkerung besteht weder im öffentlichen noch im privaten Bereich ein Infektionsrisiko, das durch das Tragen von Gesichtsmasken (oder anderen Maßnahmen) gesenkt werden könnte.

Es gibt keinen Anhalt dafür, dass die Einhaltung von Abstandsvorschriften das Infektionsrisiko senken kann. Dies gilt für Menschen aller Altersgruppen, also auch für Kinder und Jugendliche.

Diese Ergebnisse werden durch die umfangreichen Feststellungen des Gutachters Prof. Dr. Kuhbandner bestätigt. Auch danach gibt es bisher keine hochwertige wissenschaftliche Evidenz dafür, dass durch das Tragen von Gesichtsmasken das Infektionsrisiko nennenswert gesenkt werden kann. Die Empfehlungen des RKI und der S3-Leitlinie der Fachgesellschaften beruhen nach den Feststellungen des Gutachters auf Beobachtungsstudien, Laboruntersuchungen zum Filtereffekt und Modellierungsstudien, welche nur niedrige und sehr niedrige Evidenz liefern, weil aus solchen Studien aufgrund der zugrundeliegenden Methodik keine wirklich validen Schlüsse auf den Effekt von Masken im Alltag und an Schulen gezogen werden können. [...]

Hinzu kommt, dass das erreichbare Ausmaß der Reduktion des Ansteckungsrisikos durch das Maskentragen an Schulen an sich sehr gering ist, weil an Schulen auch ohne Masken sehr selten Ansteckungen auftreten. Dementsprechend ist die absolute Risikoreduktion so gering, dass eine

Pandemie damit nicht in relevanter Weise bekämpft werden kann.

Die aktuell angeblich steigenden Infektionszahlen bei Kindern gehen nach den Ausführungen des Gutachters mit hoher Wahrscheinlichkeit in Wirklichkeit darauf zurück, dass die Testanzahl bei den Kindern in den vorangegangenen Wochen stark zugenommen hat. Da das Ansteckungsrisiko an Schulen an sich sehr klein ist, ist selbst bei einer möglichen Erhöhung der Ansteckungsrate bei der neuen Virusvariante B.1.1.7 in der in Studien vermuteten Größenordnung nicht damit zu rechnen, dass sich an Schulen die Virusausbreitung nennenswert erhöht.

Diesem geringen Nutzen stehen zahlreiche mögliche Nebenwirkungen in Bezug auf das körperliche, psychische und soziale Wohlergehen von Kindern entgegen, unter denen zahlreiche Kinder leiden müssten, um eine einzige Ansteckung zu verhindern. [...]

Auch die Gutachterin Prof. Dr. rer. biol. hum. Kämmerer bestätigt in ihrem molekularbiologischen Sachverständigengutachten, dass ein PCR-Test – auch wenn er korrekt durchgeführt wird – keinerlei Aussage dazu treffen kann, ob eine Person mit einem aktiven Erreger infiziert ist oder nicht. [...]

Vielmehr müssen für die Feststellung einer aktiven Infektion mit SARS-CoV-2 weitere, und zwar konkret diagnostische Methoden wie die Isolation von vermehrungsfähigen Viren eingesetzt werden.

Unabhängig von der prinzipiellen Unmöglichkeit, mit dem PCR-Test eine Infektion mit dem Virus

SARS-CoV-2 festzustellen, hängen darüber hinaus die Ergebnisse eines PCR-Tests nach den Ausführungen der Gutachterin Prof. Dr. Kämmerer von einer Reihe von Parametern ab, die zum einen erhebliche Unsicherheiten bedingen und zum anderen gezielt so manipuliert werden können, dass viele oder wenige (scheinbar) positive Ergebnisse erzielt werden.

Von diesen Fehlerquellen sollen zwei markante herausgegriffen werden.

Dazu gehört zum einen die Zahl der zu testenden Zielgene. Diese wurde nach den Vorgaben der WHO von ursprünglich drei sukzessive auf eins reduziert.

Die Gutachterin rechnet vor, dass durch die Verwendung nur noch eines zu testenden Zielgens bei einer Mischpopulation von 100.000 Tests mit keiner einzigen tatsächlich infizierten Person aufgrund einer bei einem Instand-Ringversuch festgestellten mittleren Fehlerrate sich ein Ergebnis von 2.690 falsch positiv Getesteten ergibt. Bei Verwendung von 3 Zielgenen wären es lediglich 10 falsch positiv Getestete.

Würden die 100.000 durchgeführten Tests repräsentativ bei 100.000 Bürgern einer Stadt/ eines Landkreises innerhalb von 7 Tagen durchgeführt sein, so ergibt sich alleine aus dieser Reduzierung der verwendeten Zielgene hinsichtlich der „Tagesinzidenz" ein Unterschied von 10 Falsch-Positiven gegenüber 2690 Falsch-Positiven und davon abhängig die Schwere der ergriffenen Freiheitsbeschränkungen der Bürger.

Wäre konsequent die korrekte „Targetanzahl" von drei bzw. sogar besser (wie z.B. in Thailand) bis zu 6 Genen für die PCR-Analyse verwendet worden, hätte sich die Rate der positiven Tests und damit die „7-Tagesinzidenz" fast komplett auf null reduziert.

Zum anderen gehört zu den Fehlerquellen der sog. ct-Wert, also die Zahl der Amplifikations-/Verdopplungsschritte, bis zu der der Test noch als „positiv" gewertet wird.

Die Gutachterin weist darauf hin, dass nach einhelliger wissenschaftlicher Meinung alle „positiv" -Resultate, die erst ab einem Zyklus von 35 erkannt werden, keinerlei wissenschaftliche (d.h.: keine evidenzbasierte) Grundlage haben. Im Bereich ct-Wert 26-35 kann der Test nur als positiv gewertet werden, wenn mit Virusanzucht abgeglichen. Der mit Hilfe der WHO weltweit propagierte RT-qPCR-Test zum Nachweis von SARS-CoV-2 hingegen war (und ihm folgend auch alle anderen auf ihm als Blaupause basierenden Tests) auf 45 Zyklen eingestellt, ohne einen CT-Wert für „positiv" zu definieren.

Die Gutachterin führt im Gutachten weitere Fehlerquellen bei der Handhabung des Tests an.

[...]

Festzuhalten bleibt, dass der verwendete PCR-Test ebenso wie die Antigen-Schnelltests, wie gutachterlich nachgewiesen, prinzipiell nicht zur Feststellung einer Infektion mit dem Virus SARS-CoV-2 geeignet sind. Dazu kommen die beschriebenen und andere im Gutachten aufgeführte Fehlerquellen mit gravierenden Auswirkungen, so

230

dass eine adäquate Feststellung des Infektions-geschehens mit SARS-CoV-2 in Thüringen (und bundesweit) nicht ansatzweise vorhanden ist.

Ohnehin wird der Begriff der „Inzidenz" vom Landesverordnungsgeber fehlgebraucht. Denn „Inzi-denz" meint eigentlich das Auftreten von Neuer-krankungen in einer (immer wieder getesteten und ggfls. ärztlich untersuchten) definierten Personen-gruppe in einem definierten Zeitraum, vgl. Nr. 11 der rechtlichen Hinweise des Gerichts. Tatsächlich aber werden undefinierte Personengruppen in undefinierten Zeiträumen getestet, so dass es sich bei dem, was als „Inzidenz" ausgegeben wird, lediglich um schlichte Melderaten handelt.

Die infection fatality rate jedenfalls beträgt nach einer Metastudie des Medizinwissenschaftlers und Statistikers John Ioannidis, eines der meistzitierten Wissenschaftler weltweit, die im Oktober 2020 in einem Bulletin der WHO veröffentlicht wurde, 0,23% und liegt damit nicht höher als bei mittelschweren Influenzaepidemien.
https://www.who.int/bulletin/online_first/BLT.20.2 65892.pdf"

Das Gericht kam schließlich zu dem folgenden Ergebnis:

„Der den Schulkindern auferlegte Zwang, Masken zu tragen und Abstände untereinander und zu dritten Personen zu halten, schädigt die Kinder physisch, psychisch, pädagogisch und in ihrer psychosozialen Entwicklung, ohne dass dem mehr

als ein allenfalls marginaler Nutzen für die Kinder selbst oder Dritte gegenübersteht.

Schulen spielen keine wesentliche Rolle im „Pandemie"-Geschehen.

Die verwendeten PCR-Tests und Schnelltests sind für sich allein prinzipiell und schon im Ansatz nicht geeignet, eine „Infektion" mit dem Virus SARS-CoV-2 festzustellen.

Das ergibt sich nach den Darlegungen in den Gutachten bereits aus den eigenen Berechnungen des Robert-Koch-Instituts. Laut RKI-Berechnungen, wie Gutachter Prof. Dr. Kuhbandner ausführt, beträgt bei Massentestungen mit Schnelltests unabhängig von Symptomen die Wahrscheinlichkeit, beim Erhalt eines positiven Ergebnisses tatsächlich infiziert zu sein, bei einer Inzidenz von 50 (Testspezifität 80%, Testsensitivität 98%) nur zwei Prozent. Das würde heißen: Auf zwei echt-positive Schnelltest-Ergebnisse kämen 98 falsch-positive Schnelltest-Ergebnisse, welche man dann alle mit einem PCR-Test nachtesten müsste.

Ein (regelmäßiger) Zwang zum anlasslosen Massentesten an Asymptomatischen, also Gesunden, für das schon die medizinische Indikation fehlt, kann nicht auferlegt werden, weil er außer Verhältnis zu dem Effekt steht, der damit erreicht werden kann. Zugleich setzt der regelmäßige Zwang zum Test die Kinder psychisch unter Druck, weil so ihre Schulfähigkeit ständig auf den Prüfstand gestellt wird.

Ausgehend von Erhebungen in Österreich, wo in Grundschulen keine Masken getragen werden, aber dreimal pro Woche flächendeckend Schnelltests vorgenommen werden, ergibt sich nach den Darlegungen des Gutachters Prof. Dr. Kuhbandner:

100.000 Grundschüler müssten eine Woche lang sämtliche Nebenwirkungen des Maskentragens in Kauf nehmen, um nur eine einzige Ansteckung pro Woche zu verhindern.

Dieses Ergebnis nur als unverhältnismäßig zu bezeichnen, wäre eine völlig unzureichende Beschreibung. Vielmehr zeigt sich, dass der diesen Bereich regulierende Landesverordnungsgeber in eine Tatsachenferne geraten ist, die historisch anmutende Ausmaße angenommen hat.

Mit der Anordnung solcher Maßnahmen wird das Wohl der Kinder, wie dargestellt, gefährdet, § 1666 BGB. Die Lehrkräfte dürfen sie deshalb nicht anordnen. Auf die entsprechenden landesrecht-lichen Verordnungen und die angeführte Allge-meinverfügung können sie sich dabei nicht berufen, da diese schon wegen ihrer Ungeeignetheit, die angestrebten Ziele zu erreichen, in jedem Fall aber wegen ihrer Unverhältnismäßigkeit gegen den Verhältnismäßigkeitsgrundsatz verstoßen und damit verfassungswidrig und nichtig sind.

Darüber hinaus haben die Kinder einen Rechts-anspruch auf zugänglichen Schulunterricht.

Es erscheint nach dem gegenwärtigen Ermitt-lungsstand sehr wahrscheinlich, dass dieses Ergebnis im Hauptsacheverfahren bestätigt wird. Weitere Ausführungen bleiben einer Entscheidung dort vorbehalten.

Im Rahmen einer Folgenbetrachtung sind beim Erlass einer einstweiligen Anordnung die Nachteile abzuwägen, die sich ergeben, wenn die von den Eltern der Kinder angestrebte Regelung durch das Familiengericht zunächst im einstweiligen Anordnungsverfahren nicht getroffen wird, dann aber doch später im Hauptsacheverfahren, und die Auswirkungen, die sich ergeben, wenn das Familiengericht die von den Eltern der Kinder angestrebte Regelung bereits im einstweiligen Anordnungsverfahren trifft, aber später im Hauptsacheverfahren nicht bestätigt.

Die Nachteile für die Kinder, wenn die angestrebte Regelung durch das Familiengericht verzögert wird, überwiegen dabei erheblich.
Die Eltern sind jedenfalls nicht in der Lage, die Gefahr abzuwenden, § 1666 BGB. Mit Blick auf das bevorstehende Ende der Osterferien besteht auch ein dringendes Bedürfnis, sofort tätig zu werden.
Nach all dem war die aus dem Tenor ersichtliche Entscheidung geboten. Da die Mitschüler der im Tenor namentlich genannten Kinder in gleicher Weise betroffen sind, hat das Gericht seine Entscheidung für diese mit getroffen."

Quellen

[1] Brockhaus Enzyklopädie in 24 Bänden, neunzehnte vollständig überarbeitete Auflage, F.A. Brockhaus, 1990, Mannheim

[2] flexikon.doccheck.com/de/Kohlen-dioxidintoxikation, abgerufen 16.09.2021

[3] fachpflegewissen.de/2010/09/15/sauerstofftherapie, abgerufen 16.09.2021

[4] de.wikipedia.org/wiki/Kohlenstoffdioxid, abgerufen 16.09.2021

[5] Corbach, Silke, *Untersuchung der CO_2-Euthanasie bei Labormäusen auf Tierschutzgerechtigkeit*, www.medizin.uni-tuebingen.de/tierschutz/Toten-von-Versuchstieren.pdf, abgerufen 20.11.2020

[6] www.arbeitssicherheit.de/schriften/dokument/0:4989004,33.html, abgerufen 16.09.2021

[7] https://www.leichter-atmen.de/atmung-des-menschen, abgerufen 05.08.2021

[8] http://www.stadtfeuerwehrverband-duesseldorf.de/assets/plugindata/poolb/4%20Taschenkarten%20Kindernotfallband.pdf, abgerufen 16.09.2021

[9] https://flexikon.doccheck.com/de/Inspiration, zuletzt abgerufen 16.09.2021

[10] https://flexikon.doccheck.com/de/Exspiration, abgerufen 16.09.2021

[11] https://www.kinderarzteugenjanzen.com/ergebnisse-der-maskendiagnostik, abgerufen 26.07.2021

[12] Xt, M.; Lei, Z.; Yang, J. *Estimating the Dead Space Volume Between a Headform and N95 Filtering Facepiece Respirator Using Microsoft Kinect.*

Journal of occupational and environmental hygiene 2015, 12, doi:10.1080/15459624.2015.1019078

[13] https://doi.org/10.3390/ijerph18084344,

[14] https://mediatum.ub.tum.de/doc/602557/ 602557.pdf, abgerufen 14.04.2021

[15] http://europepmc.org/article/PMC/3918565 oder https://www.bisp-surf.de/Record/ PU201402001358/ Availability#details, abgerufen 28.07.2021

[16] https://www.sciencedirect.com/science/article/pii/ S2666506920300250, abgerufen 20.09.2021

[17] https://www.nature.com/articles/s41598-019-55451-w, abgerufen 20.09.2021

[18] Coronaschutzverordnung NRW vom 17. August 2021, § 3(1)

[19] Coronabetreuungsverordnung NRW vom 17. August 2021

[20] https://pubmed.ncbi.nlm.nih.gov/33642617/, abgerufen 06.08.2021

[21] Beschluss des FamG Weimar vom 08.04.2021, AZ 9 F 148/21

[22] htps://www.focus.de/politik/deutschland/ hausmitteilung-an-abgeordnete-bundestag-erklaert-bizarre-masken-empfehlung-und-rudert-jetzt-zurueck_id_12397938.html, abgerufen 16.09.2021

[23] Rahmen-Hygieneplan des Landes Bayern vom 12.3.2021, Kap. 17, Erste Hilfe, www.km.bayern.de/download/24700_RHP-Lesefassung-Schule_final.pdf, abgerufen 16.09.2021

[24] https://www.vdbw.de/der-vdbw/aktuelles/ detailansicht/stellungnahme-der-dgp-zu-nase-mund-masken/, abgerufen 19.08.2021

[25] https://doi.org/10.1055/a-1175-8578, abgerufen 30.07.2021

[26] https://www.krankenhaus-klostergrafschaft.de/ fileadmin/Kundenbereich/Dokumente/Themen_im _Fokus/Stellungnahmen_DGP_zum_Tragen_von_M asken.pdf, abgerufen 12.08.2021

[27] https://www.nature.com/articles/s41591-020-0843-2#Tab1, abgerufen 16.09.2021

[28] https://www.bild.de/ratgeber/2020/ratgeber /kinderarzt-klaert-auf-sind-atem-masken-fuer-kinder-gefaehrlich-70179398.bild.html, abgerufen 14.07.2021

[29] www.presseportal.de/pm/ 133833/ 458771, abgerufen 14.04.2021

[30] https://dpa-factchecking.com/germany/ 200911-99-521640/, abgerufen 15.07.2021

[31] correctiv.org/faktencheck/ 2020/10/05/ buechelberg-bisher-keine-beweise-dafuer-dass-eine-schuelerin-wegen-des-tragens-einer-maske-gestorben-ist, abgerufen 16.09.2021

[32] https://correctiv.org/faktencheck/2020/ 12/07/nein-das-tragen-einer-maske-fuehrt-nicht-zu-sauerstoffmangel-bei-kindern/, abgerufen 26.07.2021

[33] https://pubmed.ncbi.nlm.nih.gov/21843089/, abgerufen 21.09.2021

[34] https://faktencheck.afp.com/nein-dieser-kinderarzt-belegt-keine-gefahren-fuer-kinder-durch-masken, abgerufen 21.09.2021

[35] https://www.mwgfd.de/wp-content/uploads/ 2021/06/2021-06-30-Pressemeldung-final.pdf, abgerufen 14.07.2021

[36] https://www.tagesschau.de/faktenfinder/ kinder-masken-studie-103.html, abgerufen 15.07.2021

[37] https://de.wikipedia.org/wiki/Harald_Walach, abgerufen 18.07.2021

[38] https://de.wikipedia.org/wiki/Stefan_Hockertz, abgerufen 18.07.2021

[39] https://akaleku.de/akademie-und-praxis-lebenskunst-gesundheit-christina-und-andreas-diemer/ueber-christina-und-andreas-diemer/ bzw. http://www.dr-weikl.de/, abgerufen 22.09.2021

[40] www.traindl-consult.at, abgerufen 18.07.2021

[41] https://www.zusammengegencorona.de/informieren/masken/masken-mund-nasen-schutz-kann-bei-der-eindaemmung-der-epidemie-hilfreich/, abgerufen 27.08.2021

[42] https://www.zusammengegencorona.de/informieren/masken/regeln-und-allgemeine-infos/, abgerufen 27.08.2021

[43] Coronaschutzverordnung NRW vom 26. Mai 2021 in der ab 05. Juni 2021 gültigen Fassung

[44] https://www.umweltbundesamt.de/themen/gesundheit/umwelteinfluesse-auf-den-menschen/innenraumluft/infektioese-aerosole-in-innenraeumen, abgerufen 26.07.2021

[45] https://www.umweltbundesamt.de/themen/gesundheit/belastung-des-menschen-ermitteln/umweltmedizin/sick-building-syndrom, abgerufen 21.09.2021

[46] https://www.uni-luebeck.de/aktuelles/nachricht/artikel/wie-beeinflusst-co2-die-gehirnfunktion.html, abgerufen 18.07.2021

[47] Manfred V. Singer, Stephan Teyssen, *Alkohol – das unterschätzte Gift*, Spektrum der Wissenschaft 4/2001, Seite 58, Spektrum der Wissenschaft Verlagsgesellschaft mbH, Heidelberg

[48] https://www.theguardian.com/society/2021/may/
18/any-amount-of-alcohol-consumption-harmful-
to-the-brain-finds-study, abgerufen 21.09.2021

[49] https://www.zentrum-der-gesundheit.de/news/
gesundheit/allgemein-gesundheit/alkohol-
schaedlich-fuer-das-gehirn, abgerufen 29.06.2021

[50] https://www.strunz.com/news/one-drop-
only.html, abgerufen 24.07.2021

[51] Fuller W. Bazer, Michael A. Jarpe, Howard M.
Johnson und Brian E. Szente, *Wirkungsweise von
Interferonen*, Spektrum der Wissenschaft 7 /1994,
Seite 78, Spektrum der Wissenschaft
Verlagsgesellschaft mbH, Heidelberg

[52] https://www1.wdr.de/daserste/monitor/
sendungen/corona-beatmung-100.html, abgerufen
23.09.2021

[53] https://www.ai-online.info/abstracts/pdf/
dacAbstracts/2017/2017-04-RC102.2.pdf,
abgerufen 05.08.2021

[54] https://www.bundesgesundheits
ministerium.de/service/begriffe-von-a-
z/d/demenz.html, abgerufen 02.07.2021

[55] https://www.uni-bonn.de/de/neues/048-2021,
abgerufen 21.09.2021

[56] antidoping.ch/praevention/ausbildungsangebot/
mobile-lesson/s7-narkotika, abgerufen 05.07.2021

[57] https://www.spiegel.de/wissenschaft/
mensch/berufsrisiko-suchtgefahr-im-op-saal-a-
324709.html, abgerufen 05.07.2021

[58] https://www.biovis.eu/wp-
content/uploads/Biovis_SARS-CoV-2_Teil3_DE.pdf,
abgerufen 10.05.2021

[59] www.t-online.de/gesundheit/krankheiten-
symptome/id_88503344/ corona-experte-christian-

drosten-zu-pcr-tests-was-sind-die-gefahren-.html, abgerufen 21.09.2021

[60] https://influenza.rki.de/Wochenberichte/ 2020_2021/2021-28.pdf, abgerufen 09.08.2021

[61] creative diagnostics, 45-1 Ramsey Road, Shirley, NY 11967, USA, *SARS-CoV-2 Coronavirus Multiplex RT-qPCR Kit (CD019RT), product information*, abgerufen 23.07.2020

[62] https://orf.at/stories/3194093/, abgerufen 06.02.2021

[63] https://www.morgenpost.de/ratgeber/ article214817225/Lungenentzuendung-30-000-Tote-jedes-Jahr-in-Deutschland.html, abgerufen 11.11.2020

[64] www.ncbi.nlm.nih.gov/pmc/articles/PMC2599911/, abgerufen 06.05.2021

[65] www.pharmazeutische-zeitung.de/erst-coronavirus-dann-superbugs-117177/, abgerufen 11.05.2021

[66] https://www.aerzteblatt.de/nachrichten/ 72938/Grippewelle-sorgt-fuer-ueberlastete-Kliniken, abgerufen 09.09.2021

[67] www.spiegel.de/wirtschaft/ unternehmen/coronavirus-rund-410-000-antraege-auf-kurzarbeit-fuer-kliniken-und-aerzte-a-51dd8fd8-0fd3-4aba-a8dc-8bfa75e0dfc4, abgerufen 18.09.2021

[68] https://www.intensivregister.de/#/aktuelle-lage/zeitreihen, zuletzt abgerufen am 21.09.2021

[69] https://www.bild.de/bild-plus/politik/inland/politik-inland/rechnungshof-bericht-enthuellt-der-grosse-betrug-mit-den-intensivbetten, abgerufen 11.06.2021

[70] https://www.destatis.de/DE/Themen/ Gesellschaft-Umwelt/Bevoelkerung/Sterbefaelle-

Lebenserwartung/sterbefallzahlen.html, abgerufen am 10.09.2021

[71] https://www.youtube.com/watch?v=YX6hW5KBO7Y, abgerufen 03.09.2021

[72] https://www.destatis.de/DE/Themen/Gesellschaft-Umwelt/Bevoelkerung/Sterbefaelle-Lebenserwartung/Tabellen/sonderauswertung-sterbefaelle.html (2016-2021)

[73] https://www.rki.de/DE/Content/InfAZ/N/Neuartiges_Coronavirus/Situationsberichte/Wochenbericht/Wochenbericht_2021-09-09.pdf?__blob=publicationFile, abgerufen 13.09.2021

[74] https://www1.wdr.de/nachrichten/themen/coronavirus/corona-aerosole-risiko-draussen-100.html, abgerufen 04.09.2021

[75] https://www.rki.de/DE/Content/Infekt/EpidBull/Archiv/2020/Ausgaben/17_20.pdf?__blob=publicationFile, abgerufen 01.08.2020

[76] https://www.covid19.statistik.uni-muenchen.de/pdfs/codag_bericht_16.pdf, abgerufen 06.06.2020

[77] https://healthcare-in-europe.com/de/news/t-zell-immunantworten-bei-100-prozent-der-covid-19-infizierten.html, abgerufen 06.05.2021

[78] https://www.n-tv.de/wissen/Kreuzimmunitaet-durch-Corona-Vorinfektion-article22516575.html, abgerufen 01.09.2021

[79] Blickpunkt vom Samstag, den 21. August 2021

[80] https://www.zdf.de/nachrichten/panorama/becker-coronavirus-impfstoff-hjo-100.html, abgerufen 11.02.2021

[81] https://www.ardmediathek.de/phoenix/video/phoenix-persoenlich/alfred-schier-im-gespraech-mit lothar-h-wieler/phoenix/

Y3JpZDovL3dkci5kZS9CZWl0cmFnLTMzZTJmNjM3LT
g2YjltNGY1Yi04Zjl0LTlxN2JkNmZkMGQ4MA/,
zuletzt abgerufen 21.09.2021

[82] https://www.heise.de/tp/features/Corona-
Impfungen-als-groesstes-Humanexperiment-der-
modernen-Geschichte-4975719.html, abgerufen
02.12.2020

[83] https://www.n-tv.de/panorama/Israel-versorgt-
Biontech-mit-Impfdaten-article22338589.html,
abgerufen 09.09.2021

[84] https://de.wikipedia.org/wiki/
Nürnberger_Kodex, abgerufen 07.09.2021

[85] https://www.focus.de/politik/
deutschland/kritik-von-der-union-wir-waren-die-
versuchskaninchen-scholz-sorgt-mit-impf-
aussagen-fuer-empoerung_id_20918475.html,
abgerufen 13.09.2021

[86] https://ijvtpr.com/index.php/IJVTPR/
article/view/23 , deutsch:
https://www.corodok.de/schlimmer-als-die-
krankheit/, abgerufen 22.09.2021

[87] https://www.t-online.de/nachrichten/
ausland/id_90677322/israel-meldet-hoechsten-
corona-wert-seit-januar.html, abgerufen
01.09.2021

[88] https://www.cnbc.com/2021/07/30/cdc-study-
shows-74percent-of-people-infected-in-
massachusetts-covid-outbreak-were-fully-
vaccinated, abgerufen 20.08.2021

[89] https://www1.wdr.de/nachrichten/
impfdurchbrueche-ansteckung-kontrollen-
100.html, abgerufen 18.09.2021 abgerufen
11.09.2021

[90] https://www.aerztezeitung.de/Politik/Gassen-
Vollstaendigen-Corona-Schutz-wird-es-nicht-geben-
421312.html, abgerufen 27.08.2021

[91] https://www.swr.de/swraktuell/baden-
wuerttemberg/ulm/stoffe-in-astrazeneca-
impfstoff-gefunden-100.html, abgerufen
01.09.2021

[92] https://www.msn.com/de-
at/nachrichten/other/verunreinigung-japan-zieht-
weitere-moderna-impfdosen-zur-c3-bcck/ar-
AANTBie, abgerufen 07.09.2021

[93] https://www.pei.de/SharedDocs/
Downloads/DE/newsroom/dossiers/sicherheitsberi
chte/sicherheitsbericht-27-12-bis-31-05-
21.pdf?__blob=publicationFile&v=7, abgerufen
27.08.2021

[94] https://www.zdf.de/nachrichten/zdf-
morgenmagazin/ungereimtheiten-statistiken-
corona-zahlen-tote-100.html, abgerufen
01.09.2021

[95] https://www.nejm.org/doi/full/10.1056/
NEJMoa2110475, abgerufen 22.09.2021

[96] https://www.nordbayern.de/politik/
mangelhafte-modellierung-epidemiologe-kritisiert-
neue-stiko-empfehlung-fur-kinder-1.11298819,
abgerufen 23.08.2021

[97] https://www.pei.de/ShareDocs/FAQs/
DE/coronavirus/coronavirus-
infektionsverstaerkende-antikoerper-ade.html,
abgerufen 04.09.2021

[98] https://www.journalofinfection.com/article/S0163-
4453(21)00392-3/fulltext, abgerufen 04.09.2021

[99] https://www.medrxiv.org/content/
10.1101/2021.06.01.21258176v2, abgerufen
22.09.2021

[100] https://www.swr.de/swraktuell/rheinland-pfalz/ludwigshafen/impfstreit-am-klinikum-ludwigshafen-geht-weiter-100.html, abgerufen 07.09.2021

[101] https://www.nordbayern.de/panorama/nur-zwei-haushalte-erlaubt-erste-stadt-in-bayern-fuhrt-kontaktbeschrankungen-fur-geimpfte-ein, abgerufen 07.09.2021

[102] https://www.deutsche-apotheker-zeitung.de/news/artikel/2015/02/06/pharmaindustrie-schlimmer-als-die-mafia, abgerufen 20.08.2021

[103] https://www.stern.de/gesundheit/studie-zur-pharmaindustrie--menschen-heilen-ist-kein-gutes-geschaeft-7974476.html, abgerufen 20.08.2021

[104] https://www.rubikon.news/artikel/der-pandemische-goldesel, abgerufen 07.09.2021, bzw. englisches Original unter: https://www.counterpunch.org/2021/08/13/global-billionaire-pandemic-wealth-surges-to-5-5-trillion/

[105] www.bpb.de/nachschlagen/lexika/politiklexikon/17585/grundrechte, abgerufen 22.09.2021

[106] https://www.aerzteblatt.de/nachrichten/127498/Aerzte-und-Psychotherapeuten-kritisieren-moeglichen-Zugriff-auf-Patientendaten, abgerufen 23.09.2021

[107] https://www.sueddeutsche.de/wissen/psychologie-trump-parteien-ideologie-1.5127788, abgerufen 09.12.2020

[108] https://www.mehr-fuehren.de/psychopathen-im-management-suzanne-grieger-langer/, abgerufen 07.09.2021

[109] https://www.netdoktor.de/krankheiten/dissoziale-persoenlichkeitsstoerung/psychopathie/, abgerufen 05.08.2021

244

[110] https://coronavirus.jhu.edu/data/state-timeline/new-confirmed-cases/north-dakota/52 und https://coronavirus.jhu.edu/data/state-timeline/new-confirmed-cases/south-dakota/26, beide zuletzt abgerufen 23.09.2021

[111] https://www.oxfam.de/unsere-arbeit/themen/steuervermeidung-unternehmen#superreiche, abgerufen 09.09.2021

[112] https://de.wikipedia.org/wiki/Weltwirtschaftsforum, abgerufen 10.09.2021

[113] https://www.weforum.org/partners, abgerufen 18.09.2021

[114] https://www.pfizer.com/people/leadership/board-of-directors/james_smith, abgerufen 10.09.2021

[115] https://www.ebu.ch/news/2020/12/trusted-news-initiative-to-combat-spread-of-harmful-vaccine-disinformation, abgerufen 10.09.2021

[116] https://www.younggloballeaders.org, abgerufen 13.09.2021

[117] https://www.epochtimes.de/politik/deutschland/annalena-baerbock-jens-spahn-und-das-weltwirtschaftsforum-a3402541.html, abgerufen 13.09.2021

[118] https://deutsche-wirtschafts-nachrichten.de/507640/Klaus-Schwab-Great-Reset-wird-zur-Verschmelzung-unserer-physischen-digitalen-und-biologischen-Identitaet-fuehren, abgerufen 09.09.2021

[119] https://publiceye.ch/de/standpunkte/bluewashing-30-das-wef-hat-die-uno-gekapert-und-niemand-merkts, abgerufen 13.09.2021